寒湿疫

后期病症的 中医诊疗

主审　杨明会

主编　邢庆昌

郑州大学出版社

图书在版编目(CIP)数据

寒湿疫后期病症的中医诊疗／邢庆昌主编. -- 郑州：
郑州大学出版社，2025. 3. -- ISBN 978-7-5773-1017-6

Ⅰ. R228

中国国家版本馆 CIP 数据核字第 20259GQ369 号

寒湿疫后期病症的中医诊疗

HANSHIYI HOUQI BINGZHENG DE ZHONGYI ZHENLIAO

策划编辑	李龙传	封面设计	曾耀东
责任编辑	薛　晗	版式设计	曾耀东
责任校对	杨　鹏	责任监制	朱亚君

出版发行	郑州大学出版社	地　　址	河南省郑州市高新技术开发区
出 版 人	卢纪富		长椿路 11 号(450001)
经　　销	全国新华书店	网　　址	http://www.zzup.cn
印　　刷	河南文华印务有限公司	发行电话	0371-66966070
开　　本	710 mm×1 010 mm　1／16		
印　　张	9.25	字　　数	101 千字
版　　次	2025 年 3 月第 1 版	印　　次	2025 年 3 月第 1 次印刷

书　　号	ISBN 978-7-5773-1017-6	定　　价	98.00 元

主编简介

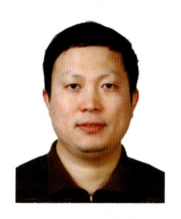

　　邢庆昌，1973 年 11 月生，河南濮阳人。医学博士，副主任医师，现任中国人民解放军总医院第八医学中心中医科主任，兼任世界中医药学会联合会疼痛康复专业委员会常务理事。临证擅长治疗呼吸系统疾病、消化系统疾病及妇科病、老年病、肿瘤术后调理、耳鸣、面瘫等疑难杂症。2022 年 11 月，作为首批中医专家入驻寒湿疫应急病房，自拟清瘟利咽汤和清瘟扶正汤，迅速改善了寒湿疫患者的不适症状。2023 年 1 月初，主导开设中国人民解放军总医院首个"寒湿疫中医特色门诊"，临床疗效和社会反响较好。发表统计源期刊论文 30 余篇，编写专著 10 余部，获得专利 4 项。

作者名单

主　审　杨明会

主　编　邢庆昌

副主编　胡文慧　王卫卫　徐继超　张向阳　耿梦杰

编　委　（以姓氏笔画为序）

耿梦杰　中国疾病预防控制中心传染病处

侯志明　中国人民解放军总医院第八医学中心

胡文慧　中国人民解放军总医院第六医学中心

姜月滢　中国人民解放军总医院第六医学中心

李　玲　中国人民解放军总医院第六医学中心

李　扬　中国人民解放军总医院第八医学中心

李雨霖　天津中医药大学

王　雯　中国人民解放军总医院第八医学中心

王卫卫　中国人民解放军总医院第六医学中心

邢鸿飞　北京中医药大学

邢庆昌　中国人民解放军总医院第八医学中心

徐东野　中国人民解放军总医院第八医学中心

徐继超　中国人民解放军总医院第六医学中心

徐靖尧　中国人民解放军总医院第六医学中心

张向阳　中国人民解放军空军特色医学中心

序

传承数千年的"岐黄之术"是祖先留给我们的宝贵财富,其博大精深、源远流长,凝聚着深邃的哲学智慧和中华民族健康养生理念及实践经验,也是打开中华文明宝库的钥匙。在寒湿疫肆虐之际,中医药在治疗寒湿疫感染中发挥了不可磨灭的作用。

传承精华,守正创新。在寒湿疫治疗过程中,从方舱医院医护人员和病患训练的八段锦、太极拳,到中医药治疗能改善轻症患者症状、防止病情往危重症发展等,均体现了中医药对急性传染病确切的临床疗效。在寒湿疫长期症状的治疗中,中医药本着"整体观念"和"辨证论治"的原则,从扶助正气、清除余邪、调整身心等方面促进人体的康复。

本书根据2023年初中国人民解放军总医院第八医学中心中医科"寒湿疫中医特色门诊"的实践探索,详细分析了寒湿疫的病因病机,并对寒湿疫后期病症的中医诊治过程做了真实、完整的记录和呈现。书中案例既有"卓有成效"的快速治疗典范,又有"百折不挠、艰难玉成"的曲折探索,充分体现了中医药调理寒湿疫后期病症的优势。

温故而知新,才能举一反三。在大力发展中医药的今天,总结并深入分析有效临床案例,是传承、发挥中医药道路上极具价值的财富。本书的出版，正是发挥了中医药在重大疾病治疗中的协同作用、疾病康复中的核心作用，希望更多的中医药人不畏艰难、砥砺前行，发挥中医优势，护佑百姓安康！

武汉市火神山、雷神山医院建设指挥部　顾　问
"非典"期间小汤山医院　　副院长
原中国人民解放军309医院　　副院长

2025年1月

前　言

寒湿疫的暴发给全球带来了巨大的冲击和挑战,无数人感染后不仅经历了病痛的折磨,后期还可能面临多种长期症状的困扰。在抗击寒湿疫的关键时刻,中医药发挥了重要的作用。

中医作为中国传统文化的瑰宝,凭借其独特的理论体系和治疗方法,一直以来都在为人类的健康作贡献。在 2022 年 11 月,中国人民解放军总医院第八医学中心筹建寒湿疫应急病房,笔者参与筹建工作,收治寒湿疫患者,并积极运用中医药,亲自验证了中医药在缩短病程,缓解发热、咳嗽、乏力等症状方面所取得的疗效。在寒湿疫后期病症的治疗中,中医药疗法再次得到了验证和肯定。

本书汇集了笔者在"寒湿疫中医特色门诊"的诊疗经验,详细介绍了中医在治疗寒湿疫后期病症方面的理论和实践,包含了中医在治疗寒湿疫后期病症的诊断方法、治疗原则、药物选择等,同时,还介绍了一些典型病例的治疗过程和效果。这些经验和临床案例不仅对于寒湿疫后期病症的研究和学习具有重要意义,而且对于广大患者和家属来说也是宝贵的参考。

我们相信,本书的出版对于推动中医在治疗寒湿疫后期病症中的应用和发展将起到积极的作用。希望通过本书的传播,能够让更多的人了解和认识中医的独特魅力,同时也能够为广大患者提供更优的治疗方案和希望。因编者水平有限,本书对资料的搜集和挖掘可能不够,有不足之处,敬请各位读者斧正。

最后,衷心感谢所有为本书的编写和出版做出贡献的人员,也希望发挥中医药"保健康、防重症"的优势,使读者能够从中受益。

邢庆昌

2024 年 12 月

目　录

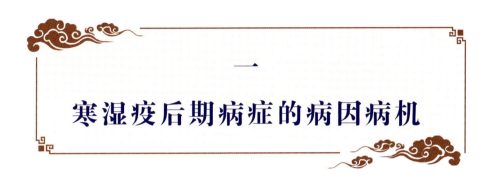

寒湿疫后期病症的病因病机

自2022年底"防疫二十条"实施以来，截至2023年1月20日，有数据报道我国有9亿人寒湿疫感染。其中90%以上合并有基础疾病，主要合并疾病为心血管疾病、晚期肿瘤、脑血管疾病、呼吸系统疾病、代谢性疾病及肾功能不全等。因此，长期症状的治疗对于有基础疾病的人群尤为重要。

现阶段，寒湿疫感染预后情况是大家关注的焦点，其相关长期症状的出现成为继急性感染后一场新的全球健康危机。寒湿疫感染不仅侵犯人体呼吸系统，还侵犯循环系统、免疫系统、生殖系统、内分泌系统及神经系统等。总而言之，人体内分布有血管紧张素转换酶2（ACE2）受体的组织器官都有可能和寒湿疫感染结合，同时受累的组织器官功能会受到影响进而累及其他系统。在康复期，这些组织器官和系统的恢复就与感染后的症状轻重有关，如果恢复情况不佳，就会导致复阳或者再次感染。近期的研究表明，寒湿疫感染后，根据个体情况的差异，感染持续时间不定、轻重程度不一，遗留的后续不适症状不同，严重影响着人们的身心健康。

寒湿疫感染后长期症状主要有三类。一是指寒湿疫感染后主要症状消退之后所遗留下的一些症状;二是指重复感染,疾病复发所出现的症状;三是指寒湿疫感染前基础病的后遗症。据统计,寒湿疫感染后长期症状有 200 余种,而其中最常见的有疲倦、气喘、胸痛、咳嗽、嗅觉和味觉异常、失眠、脑雾(注意力减退、思维速度变慢、记忆力衰减)、皮疹、胸闷、头痛、头晕、认知情绪障碍、关节痛等。因此,评判感染后是否完全康复,不能只看主要症状是否消退,而要更加重视寒湿疫感染后长期症状的诊疗,以减轻患者痛苦,提高生活质量。

在临床实践中,笔者在中医药诊治寒湿疫感染后长期症状方面积累了一些经验,现将笔者对寒湿疫感染后长期症状的病因病机认识分享如下。

(一)寒湿疫后期病症的病因认识

《黄帝内经·至真要大论》云:"必伏其所主,而先其所因。"欲阐明寒湿疫后各种长期症状的病机,必先明其病因。

1. 病毒因素

主要与寒湿疫本身相关。寒湿疫,中医称为"疫疠之邪",正如《说文解字》曰:"疫,民皆病也。""疠,恶疾也"。吴又可所著

《温疫论》曰："疫者,感天地之疠气……此气之来,无论老少强弱,触之者即病。"指出了疫疠之邪的易感性。《素问·六元正纪大论》中"疠大至,民暴死"指出了疫病起病急且发展迅速的特点。寒湿疫感染引起的症状多且重,患者大多会有高热、头痛、身痛、肢体疼痛等症状,对人体的伤害较大,即中医所言的"邪气害正"。而正气受损,又使得病程延长,主要症状不能在短时间内消退。而在转阴之后,多数患者处于正气未复、津气耗损阶段,抵御外邪能力降低,因外感六淫及疫疠可能引起相关感染后长期症状或导致其他疾病复发。

2. 治疗因素

主要是因误治或过度治疗引起。如因治疗发热而过度发汗,热虽退,但汗出持续而不止,正如吴鞠通《温病条辨》云:"温病忌汗,汗之不惟不解,反生他患。"强调温病不能强求发汗,否则易产生变证;用抗生素及激素治疗,虽然缓解了急性炎症反应,但由于降低了免疫功能,使得病程延长;在疾病早期,痰多的情况下使用麻醉镇咳药(西药如含阿片的"可待因",中成药如含罂粟壳的"强力枇杷露")治疗咳嗽,由于痰液不能及时排出,使咳嗽、痰多的病程延长;将清热解毒中药用于寒性的病症,其结果适得其反,出现腹痛、腹泻等症状,还会降低机体祛邪的自然能力,使得机体易感外邪,咳嗽等症迁延难愈。而西药及抗病毒药的不良反应也会引起许多不适症状。

3. 痼疾因素

主要与人体本身的基础疾病相关。早在张仲景所著的《金匮要略》中已经提出了"卒病与痼疾"的概念。痼疾,即旧有疾病或基础疾病。我国寒湿疫感染患者中多数合并心脑血管疾病、晚期肿瘤、呼吸系统疾病等基础病。该类患者多数气血亏虚、正气不足,机体防病能力弱,易感染疫疠之邪,而且感邪后,不能及时驱邪,邪气易于深陷,加重痼疾致变证迭出。寒湿疫感染愈后,正气难复或痼疾难缓,而出现虚劳、肌肉无力、关节疼痛、多汗等症。

4. 体质因素

主要与人体平素身体状况相关。王琦院士认为体质与疾病的相关性体现在:其一,体质状态反映正气强弱,决定发病与否;其二,体质状态影响发病倾向;其三,体质状态能预测疾病发展、转归、预后。《黄帝内经》有云:"正气存内,邪不可干。"若先天禀赋不足,素体虚弱,尤其是气虚、阳虚、阴虚体质之人,易于感染疫疠之邪且感染后出现相应症状加重。该类人群多数是老年人,感染后症状更甚于其他体质,恢复时间长,长期症状多。此外,儿童体质稚阴稚阳,脏腑娇嫩,易感外邪,传变迅速,轻的恢复快,重的也会进展为重症。

5. 生活因素

主要与感染后的生活状态相关。感邪后,过早劳作使病情反复,即"劳复";饮食不节,过早进食肥甘厚味使病情反复,即"食复";过早房事且不知节制使病情反复,即"房劳复"。此外,平素过度劳累、饮食不节、房劳过度等引起后天失养、正气亏虚、脏腑失调,易致邪气留恋难解。亦有起居不当,如在没有较好保暖措施的情况下洗澡,再次受凉感冒;嗜酒抽烟,导致痰火内蕴等。

6.情志因素

主要与人体情绪状态相关。对寒湿疫感染的恐惧、各种原因造成的社会心理压力,以及寒湿疫感染后咳嗽、疲倦等长期症状带来的各种不良情绪,如抑郁、烦躁、焦虑等,均会影响后续身心的康复。

(二)寒湿疫后期病症的病机分析

要归纳寒湿疫感染后期症状的病机,首先须对寒湿疫感染的病机有深刻的认识。寒湿疫感染后长期症状与原发病密切相关,长期症状大多是原发病的延续。

寒湿疫感染属于中医"疫病"范畴,无论是危重症患者还是轻症患者,不管舌苔偏黄还是偏白,总体呈现厚腻腐苔,湿浊之象较重。"疫疠之邪夹湿"是本病的主要病理因素。疫气自口鼻而入,郁闭肺气,正如吴鞠通《温病条辨》所载:"温病由口鼻而入,自上而下,鼻通于肺。肺者,皮毛之合也。"

感染初期可见发热、恶寒、头身疼痛等外感症状。肺开窍于鼻,可见鼻塞、流涕、不闻香臭等症。咽喉为肺胃的门户,疫气自口鼻而入侵胃犯肺,常常首先侵犯其门户而出现咽喉红肿、疼痛,甚则扁桃体肥大。部分患者湿从热化,湿毒壅肺、闭肺、入营,甚至逆传心包,出现高热、喘促、动则加重、心悸、唇甲发绀、神昏谵语、惊厥等。老年人、有基础病者,邪易内陷,可出现内闭外脱之危候。"湿浊疠气",中焦易于受困,累及脾胃、大肠。清代温病四大家之一薛雪,在《湿热条辨》中记载"中气实则病在阳明,中气虚则病在太阴"。

素体中气不足,湿邪易与寒相合,伤及太阴脾脏,伤及脾阳,导致运化失常,三焦失司,临证表现为胸满憋闷、脘痞不食、恶心呕吐、味觉失常、便溏等。素体中气实热,湿邪易与热相合,则病属阳明,造成湿热疠邪壅遏肺气,肺失宣肃,进而郁闭阳明,化火化毒。"湿浊疠气"从口鼻皮毛而入,犯于肺,伤及脾,波及五脏六腑,导致卫气郁闭不通,上、中、下三焦失司,气机升降失常,血脉瘀滞不通,阴阳失调格拒。

基于上述寒湿疫感染病机的认识,将寒湿疫感染后期症状的病机进行归纳:其总体病机为余邪未净,正气受损,波及五脏六腑,引起脏腑气血阴阳的亏虚。日久不复,久损不复则为虚,久虚不复则为劳。因此,最常出现的寒湿疫感染后期症状是乏力、疲倦等。

恢复期余邪未净,痰、瘀、毒等病理产物留肺,损伤肺气,耗伤正气,导致肺功能失调,肺气不利,肺失宣降,而致咳嗽、气喘、胸痛,甚则肺纤维化。余邪侵及心肌,损伤心络,耗损心气,而出现心悸、胸痛,甚则心肌炎,扰及心神多致心烦不寐。素体肝郁之人,气机阻滞,肺气失宣,或肝郁日久化热,木火刑金,肺失清肃,可见低热、乏力、咳嗽、气促、胸闷、胸胁胀痛、头晕、头痛等症。余邪夹湿,困阻脾胃,运化失常,升降失司,可致食欲缺乏、便溏、反酸等症。邪气侵犯脑络,损伤神经,脏腑功能失调,脑神失养,而致脑雾,出现注意力降低、思维速度变慢、记忆衰减等症。邪气伤正,久必及肾,肾气耗损,肾精亏虚,或素体肾虚,邪复耗伤而致耳鸣、腰痛、性功能下降甚至阳痿不振。余邪伏留肢体、经络、皮毛而出现关节疼痛、皮疹、皮肤瘙痒。

　　寒湿疫后期注重调养是非常有必要的。中医药坚持以人为本,从整体出发,辨证论治,在治疗上有三大原则。其一,扶正祛邪:正气存内,邪不可干,守正抵外。其二,调和五脏:阴阳、气血精津液神并调。其三,生活调护:饮食有节,起居有常,不妄作劳。针对寒湿疫后期症状的调理,强调感染后康复阶段尤要重视调理脾胃,而补虚主要注重补养阴液,清热即清透余邪,其余则视情况随证治之。

　　中医介入寒湿疫感染全程的治疗已经取得了重大成效,对于感染后期症状的调治也有很好的疗效,现将中医治疗寒湿疫后各系统的诊疗经验分别进行论述。

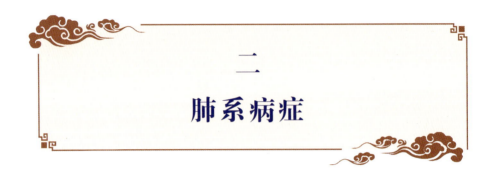

二

肺系病症

（一）咳嗽

寒湿疫感染首先通过口鼻途径感染人体，其间可以出现上呼吸道感染症状，也可以直接导致肺部炎症，进而影响人体各系统。如感染累及支气管、小气道和肺泡，则可导致肺间质纤维化等，从而出现比普通的支气管肺炎持续更久的肺部症状，包括咳嗽（干咳为主）或者痰多、气短、乏力等。临床研究发现，约1/3的寒湿疫感染人群会出现咳嗽、咯痰，其中多数患者的咳嗽症状可转入亚急性或慢性阶段，严重影响生活质量。

寒湿疫后咳嗽多数为内伤咳嗽，多数患者述其各项检查未见明显异常，症状仅为持续咳嗽。其多因风邪、热邪、情志、饮食等因素，导致肺失肃降，肺气上逆而咳。因而，"寒湿疫后咳嗽"多为本虚标实或虚中夹实之证。邪毒耗伤正气，肺阴亏耗，肺脾两虚；燥热、肝火、痰湿、痰热等邪气流连不去。标实为主者，祛邪止咳；本虚为主者，扶正补虚。

1. 风寒袭肺证

临床表现:咳嗽伴咽痒痰少,咯痰不爽,或者微有恶风发热,舌苔薄白,脉浮缓。

治法:宣肺疏风,止咳化痰。

代表方:止嗽散加减。

加减:若痰黏胸闷,苔腻者,加半夏、厚朴燥湿化痰除满;食欲缺乏者,加焦三仙健脾消食化积;胸闷气短明显者,加太子参、陈皮健脾理气益肺。

【典型病案】

程××,男,27岁。

初诊时间:2023年1月17日。

主诉:寒湿疫感染后咳嗽、气短1个月。

简要病史:2022年12月中旬寒湿疫感染,现咳嗽、咽痒、白痰、气短、乏力。

舌脉:舌质红,苔白,脉浮数。

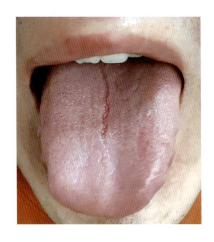

诊断:西医诊断为寒湿疫感染后咳嗽;中医诊断为咳嗽,辨证属风寒袭肺证。

处方:克咳胶囊。百合15 g,白前15 g,百部10 g,射干10 g,荆芥15 g,蜜麻黄6 g,陈皮15 g,炒苦杏仁10 g,蜜紫菀10 g,茯苓15 g,桂枝10 g,甘草片6 g,麸炒白术15 g。7 剂,每日1 剂,水煎服。

2023 年1 月24 日诊:服用7 剂后乏力、气短好转,偶发咳嗽。

2023 年2 月5 日复诊:前方加减继服12 剂后复诊,咳嗽、乏力等症状均消失。

2. 痰热郁肺证

临床表现:咳嗽痰多色黄,质黏厚或稠黄,胸胁胀满,咳时引痛,面赤,或有身热,口干欲饮,舌质红,苔黄腻,脉滑数。

治法:清肺化痰,逐瘀排脓。

代表方:千金苇茎汤加减。

加减:若咳唾浊痰量多者,加瓜蒌皮、桑白皮、葶苈子清热化痰止咳;便秘者,加大黄、枳实通腑泄热;胸痛甚者,加枳实、丹参、延胡索行气活血止痛。

【典型病案】

郭××,女,41岁。

初诊时间:2023年2月24日。

主诉:寒湿疫感染后2个月,咳嗽黄痰,口干。

简要病史:2022年12月中旬寒湿疫感染,现咽痛、咽干、口干、咳嗽、黄痰、燥热。

舌脉:舌质红,苔黄腻,脉数。

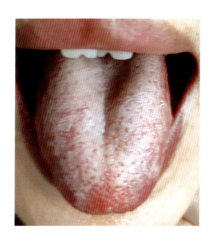

诊断:西医诊断为寒湿疫感染后咳嗽;中医诊断为咳嗽,辨证属痰热郁肺证。

处方:复方鲜竹沥液。薏苡仁15 g,冬瓜子10 g,桃仁10 g,厚朴15 g,甘草片10 g,蝉蜕10 g,炒苦杏仁10 g,竹茹10 g,醋鸡内金 15 g,紫苏叶 15 g,百合 15 g,浙贝母 10 g,姜半夏 10 g,桔梗 10 g,蒲公英 15 g,桑叶 15 g。7 剂,每日 1 剂,水煎服。

2023 年 3 月 6 日二诊:服用 7 剂后诸症好转。

3.痰饮伏肺证

临床表现:有寒痰水饮咳嗽,咳痰量多,清稀色白,或喜唾涎沫,胸满不舒,舌苔白滑,脉弦滑者。

治法:温肺化饮。

代表方:苓甘五味姜辛汤加减。

加减:痰多欲呕者,加半夏以温化寒痰,降逆止呕;咳甚喘急者,加杏仁、厚朴以降气止咳;脾虚食少者,可加人参、白术、陈皮等以益气健脾。

【典型病案】

校××,男,52 岁。

初诊时间:2023 年 3 月 7 日。

主诉:寒湿疫感染后胸闷咳嗽 2 个月,伴腹胀。

简要病史:2022 年 12 月底寒湿疫感染,现咳嗽、白痰量多、胸闷。

既往史:多发脂肪瘤。

舌脉:舌质淡,苔厚腻,脉浮滑。

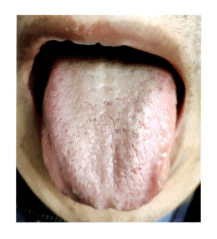

诊断:西医诊断为寒湿疫感染后咳嗽;中医诊断为咳嗽,辨证属痰饮伏肺证。

处方:桂枝 10 g,白芍 15 g,细辛 3 g,蜜麻黄 6 g,法半夏 10 g,五味子 10 g,茯苓 15 g,红花 10 g,川芎 15 g,瓜蒌 15 g,浙贝母 15 g,橘红 10 g,皂角刺 15 g,醋鸡内金 20 g,甘草片 10 g,白术 15 g。7 剂,每日 1 剂,水煎服。

2023 年 3 月 15 日二诊:诸症缓解,继服上方加减。

2023 年 3 月 22 日三诊:胸闷症状消失,咳嗽基本痊愈。

4.肝气犯肺证

临床表现:咳嗽伴咽堵,时时欲清嗓,舌苔白润或白滑,脉弦缓或弦滑者。

治法:行气散结,降逆化痰。

代表方:半夏厚朴汤加减。

加减:火热较盛、咳嗽频作、痰黄者,可加山栀子、牡丹皮、贝母、枇杷叶以增清热止咳化痰之力;胸闷气逆者,加枳壳、旋覆花以宽胸降逆;胸痛者配郁金、丝瓜络以理气和络止痛;痰黏难咯者,酌加海浮石、贝母、竹茹、瓜蒌以清热化痰;火郁伤津、咽燥口干、咳嗽日久不减者,酌加沙参、麦冬、天花粉以养阴生津。

【典型病案】

贾××,男,43 岁。

初诊时间:2023 年 1 月 31 日。

主诉:寒湿疫感染后,咳嗽,白痰 1 个月,伴失眠。

简要病史:2022 年 12 月中旬寒湿疫感染,现咳嗽、白痰、咽部不适。

舌脉:舌质淡红,苔腻,脉弦滑。

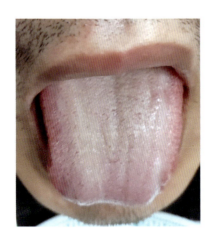

诊断:西医诊断为寒湿疫感染后咳嗽;中医诊断为咳嗽,辨证属肝气犯肺证。

处方:甜梦口服液。党参 20 g,陈皮 10 g,法半夏 10 g,茯苓

20 g,麸炒白术 15 g,瓜蒌 15 g,厚朴 15 g,炒莱菔子 15 g,炒紫苏子 15 g(后下),桔梗 10 g,竹茹 10 g,细辛 3 g,蜜麻黄 6 g,甘草片 10 g。7 剂,每日 1 剂,水煎服。

2023 年 2 月 7 日二诊:诸症缓解,继服上方加减。

2023 年 2 月 15 日三诊:咽部不适消失,咳嗽痊愈。

5. 水气射肺证

临床表现:咳嗽伴口干、小便不利,舌苔白,脉浮或浮数者。

治法:利水渗湿,温阳化气。

代表方:五苓散加减。

加减:若水肿兼有表证者,可与越婢汤合用;水湿壅盛者,可与五皮散合用;泄泻偏于热者,去桂枝,可加车前子、木通以利水清热。

【典型病案】

肖××,男,41 岁。

初诊时间:2023 年 1 月 20 日。

主诉:寒湿疫后咳嗽伴口干近 2 周。

简要病史:2022 年 12 月底寒湿疫感染,现咳嗽无痰,咽痒,口干,无力,气短,饮食、睡眠欠佳,二便尚可。

舌脉:舌质红,苔白,脉浮数。

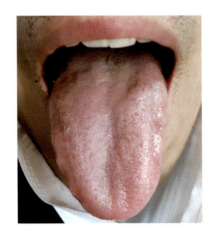

诊断：西医诊断为寒湿疫感染后咳嗽；中医诊断为咳嗽，辨证属水气射肺证。

处方：麻黄 10 g，炙甘草 6 g，炒苦杏仁 9 g，生石膏 20 g（先煎），猪苓 10 g，白术 10 g，茯苓 15 g，柴胡 15 g，蜜紫菀 10 g，款冬花 10 g，细辛 6 g，山药 15 g，桂枝 10 g，泽泻 10 g，麸炒枳实 6 g，广藿香 10 g，黄芩片 6 g，姜半夏 10 g。7 剂，每日 1 剂，水煎服。

2023 年 2 月 1 日二诊：诸症缓解。

6. 营卫不和，肺气上逆证

临床表现：长期慢性咳嗽，气喘，汗多恶风，脉浮缓、苔薄。

治法：解肌发表，降气平喘。

代表方：桂枝加厚朴杏子汤加减。

加减：痰多者，合三子养亲汤；痰黄稠者，加黄芩、桑白皮以清泄肺热；气喘不平者，加葶苈子、紫苏子以止咳平喘，降气消痰；胸闷气壅者，加瓜蒌皮、郁金以宽胸理气。

【典型病案】

冯××,女,52岁。

初诊时间:2023年2月21日。

主诉:寒湿疫感染后咳嗽2周。

简要病史:2023年1月底寒湿疫感染,现恶风自汗,气短,咳嗽胸痛,痰中带血丝。

既往史:肺癌术后。

舌脉:舌质红,苔白,脉浮数。

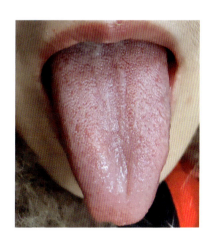

诊断:西医诊断为寒湿疫感染后咳嗽;中医诊断为咳嗽,辨证属营卫不和,肺气上逆证。

处方:桂枝15 g,醋延胡索15 g,醋没药10 g,炒苦杏仁10 g,紫苏子15 g(包煎),黄芩片10 g,地榆炭15 g,侧柏叶10 g,百部10 g,白芍20 g,瓜蒌15 g,厚朴15 g,炒莱菔子15 g,茯苓10 g,麸炒白术10 g,甘草片10 g。7剂,每日1剂,水煎服。

2023年3月1日二诊:诸症缓解,继服上方加减。

2023年3月10日三诊:咳嗽痰中带血症状消失,口干症状缓解,继服上方加减。

7. 余热羁留,津伤气逆证

临床表现:发热时间较长,咳嗽伴口干欲饮水,小便黄,有少量黏痰,舌红少津,苔黄,脉细数。

治法:清热生津,益气和胃。

代表方:竹叶石膏汤加减。

加减:若胃阴不足,胃火上逆,口舌糜烂者,加石斛、天花粉以清热养阴生津;胃火炽盛,消谷善饥,舌红脉数者,加知母、天花粉以增强清热生津之效;气分热犹盛,加知母、黄连,增强清热之力。

【典型病案】

冀××,女,62岁。

初诊时间:2023年1月17日。

主诉:寒湿疫感染后咳嗽、口干伴失眠半个月。

简要病史:2022年12月底寒湿疫感染,现咳嗽伴有口干,小便黄,有少量黏痰。

舌脉:舌质红,苔黄,脉细数。

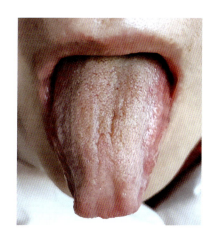

诊断:西医诊断为寒湿疫感染后咳嗽;中医诊断为咳嗽,辨证属余热羁留,津伤气逆证。

处方:生石膏 20 g(先煎),白芍 15 g,甘草片 10 g,麸炒白术 15 g,炒苦杏仁 10 g,北沙参 10 g,桂枝 10 g,浙贝母 15 g,桔梗 10 g,前胡 10 g,百合 15 g,淡竹叶 15 g,首乌藤 15 g,莲子 15 g,制远志 10 g,麦冬 10 g。7 剂,每日 1 剂,水煎服。

2023 年 1 月 24 日二诊:诸症缓解,继服上方加减。

注:除治肺外,同时还注重调理脾胃,常用方剂有香砂六君子汤、黄芪小建中汤等,并嘱患者调饮食,畅情志,疾病方能更快痊愈。

（二）肺纤维化

1. 虚热证

临床表现：咳吐浊唾涎沫，其质较黏稠，或咳痰带血，咳声不扬，甚则音哑，气急喘促，口渴咽燥，午后潮热，形体消瘦，皮毛干枯，舌红而干，脉虚数。

治法：滋阴清热，润肺生津。

代表方：麦门冬汤合清燥救肺汤加减。

加减：如火盛而出现虚烦、咳呛、呕逆者，则去大枣，加竹茹、竹叶清热以和胃降逆；咳吐浊黏痰，口干欲饮者，加天花粉、知母、川贝母以清热化痰；津伤甚者加沙参、玉竹以养肺生津；潮热者加银柴胡、地骨皮以清虚热，退骨蒸。

【典型病案】

万××，女，67 岁。

初诊时间：2023 年 2 月 24 日。

主诉：寒湿疫感染后咳嗽，伴自汗，无力 1 月余。

简要病史：2023 年 1 月初寒湿疫感染，行肺 CT 检查结果显示肺纤维化，咳嗽痰稠，气喘，午后自汗，小便黄。

既往史：肺结节。

舌脉:舌质红,苔黄,脉数。

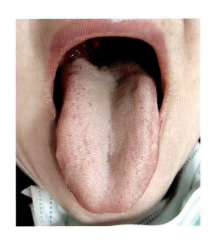

诊断:西医诊断为寒湿疫感染后肺纤维化;中医诊断为肺痿,辨证属虚热证。

处方:生石膏 30 g(先煎),浙贝母 15 g,五味子 10 g,党参 10 g,炒苦杏仁 10 g,前胡 10 g,桔梗 10 g,黄芪 20 g,甘草片 10 g,知母 15 g,防风 6 g,麦冬 10 g,竹茹 10 g,茯苓 15 g,麸炒白术 10 g,法半夏 10 g。7 剂,每日 1 剂,水煎服。

2023 年 3 月 1 日二诊:咳嗽症状缓解,仍有燥热自汗,继服上方加减。

2023 年 3 月 10 日三诊:诸症缓解,继服上方加减。

2. 虚寒证

临床表现:咯吐涎沫,其质清稀量多,不渴,短气不足以息,头眩,神疲乏力,食少,怕冷,小便频数,或遗尿,舌质淡,脉虚弱。

治法:温肺益气。

代表方:甘草干姜汤或生姜甘草汤加减。

加减:脾虚不摄,唾沫多而尿频者,加煨益智仁以温脾摄涎、补肾固精缩尿;肾虚不能纳气,喘息,短气者,可配钟乳石、五味子以温肺益肾、敛肺平喘,另吞蛤蚧粉补肺益肾、纳气定喘。

【典型病案】

赵××,女,50 岁。

初诊时间:2023 年 1 月 28 日。

主诉:寒湿疫感染后,咳嗽月余。

简要病史:2022 年 12 月中旬寒湿疫感染,两周后行肺 CT 检查结果显示肺纤维化,现咳嗽喘憋,痰质清稀量多,夜间尤甚,心悸,气短,头晕乏力,畏寒纳差,尿频。

舌脉:舌质淡红,苔白腻,脉沉弱。

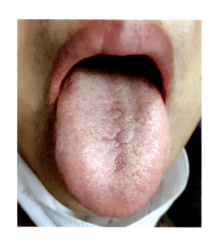

诊断:西医诊断为寒湿疫感染后肺纤维化;中医诊断为肺痿,辨证属虚寒证。

处方：金水宝片。麦冬 15 g，五味子 10 g，炙甘草 15 g，防风 10 g，黄芪 20 g，川芎 15 g，白芍 20 g，百合 15 g，麸炒白术 10 g，党参 20 g，麻黄 6 g，前胡 10 g，干姜 10 g。14 剂，每日 1 剂，水煎服。服药 14 剂后，诸症状均缓解。

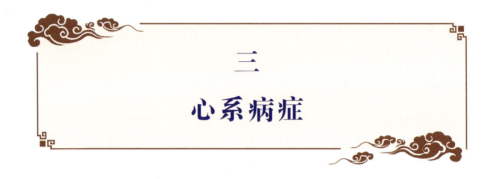

三
心系病症

　　寒湿疫感染后,心脏细胞有可能发生强烈的局部免疫反应,引生病变。人体正气虚损而致心肌荣卫气血阻逆失调,是引起病毒性心肌炎的内因;风寒湿邪侵犯、病毒感染为外因,外因通过内因起作用而致发病。

　　寒湿疫感染后出现的心系病证前期多表现为邪毒留恋、痰热瘀阻、气阴两虚,治宜清热解毒、活血祛瘀、养心益气;后期往往影响心脏功能,病机叠加心气虚、心阳虚、脾肾不足、寒凝络阻等,治宜兼顾调补脾肾、温阳益气、温经通络。

(一)胸痛

1. 心血瘀阻证

　　临床表现:心胸疼痛,如刺如绞,痛有定处,入夜为甚,甚则心痛彻背,背痛彻心,或痛引肩背,伴有胸闷,日久不愈,可因暴怒、劳累而加重;舌质紫暗,有瘀斑,苔薄,脉弦涩。

治法:活血化瘀,通脉止痛。

代表方:血府逐瘀汤加减。

加减:胸痛剧烈者加乳香、没药、郁金、丹参以活血化瘀止痛;畏寒肢冷者加桂枝、细辛、薤白以温阳通脉止痛;气短乏力或自汗者,加党参、黄芪以补气养阴。

【典型病案】

脱××,女,64 岁。

初诊时间:2023 年 1 月 27 日。

主诉:寒湿疫感染后胸痛、盗汗,伴心悸 1 个月。

简要病史:2022 年 12 月底寒湿疫感染,现胸痛胸闷,盗汗,心悸。

舌脉:舌质紫红,苔薄,脉弦紧。

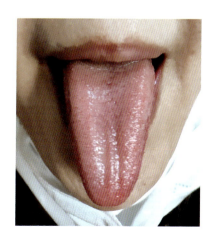

诊断:西医诊断为寒湿疫感染后胸痛;中医诊断为胸痹,辨证

属心血瘀阻证。

处方:天麻15 g,钩藤15 g(后下),牛膝15 g,菊花10 g,白芍20 g,太子参10 g,醋香附10 g,醋没药10 g,川芎20 g,地黄20 g,红花10 g,桃仁10 g,柴胡10 g,牡蛎30 g(先煎)。7剂,每日1剂,水煎服。

2023年2月10日二诊:胸痛、心悸症状缓解,继服上方加减。

2. 气滞心胸证

临床表现:心胸满闷,隐痛阵发,痛有定处,时欲太息,遇情志不遂时容易诱发或加重,或兼有胸部胀闷,得嗳气或矢气则舒;苔薄或薄腻,脉细弦。

治法:疏肝理气,活血通络。

代表方:柴胡疏肝散加减。

加减:胸闷心痛明显者加乳香、没药以行气止痛;心烦易怒,口干便秘,舌红苔黄者加栀子、牡丹皮、大黄(后下)以清热泻火除烦。

【典型病案】

李××,女,56岁。

初诊时间:2023年1月27日。

主诉:寒湿疫感染后胸闷胸痛近2周。

简要病史:2023年1月初寒湿疫感染,现胸痛胸闷,盗汗,头痛头晕,失眠,心悸。

舌脉:舌质红,苔白,脉弦数。

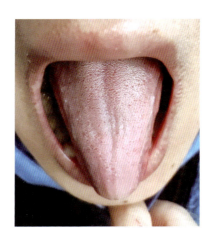

诊断:西医诊断为寒湿疫感染后胸痛;中医诊断为胸痹,辨证属气滞心胸证。

处方:麦冬15 g,五味子10 g,丹参20 g,茯神15 g,麸炒白术15 g,炙甘草10 g,党参15 g,砂仁3 g(后下),醋鸡内金20 g,柴胡10 g,炒栀子10 g,白芍15 g,薄荷10 g(后下),郁金10 g,香附10 g,枳壳10 g。7剂,每日1剂,水煎服。

2023年2月5日二诊:胸痛胸闷、失眠症状减轻,继服上方加减。

2023年2月15日三诊:诸症状均缓解。

3.痰浊闭阻证

临床表现:胸闷重而心痛微,痰多气短,肢体沉重,形体肥胖,伴有倦怠乏力,纳呆便溏,咳吐痰涎;舌体胖大且边缘有齿痕,苔浊腻或白滑,脉滑。

治法:通阳泄浊,豁痰宣痹。

代表方:瓜蒌薤白半夏汤合涤痰汤加减。

加减:口渴燥热、心烦失眠者,加黄连、栀子、酸枣仁以清热养心;大便干结者加桃仁、大黄(后下)以通腑泄热。

【典型病案】

杨××,女,45岁。

初诊时间:2023年1月22日。

主诉:寒湿疫感染后,胸闷胸痛、乏力半月。

简要病史:2022年12月底寒湿疫感染,现胸闷胸痛、乏力至今。

舌脉:舌质淡胖大,苔腻,脉滑数。

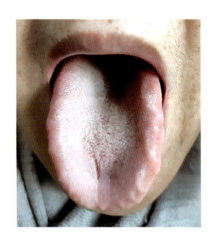

诊断:西医诊断为寒湿疫感染后胸痛;中医诊断为胸痹,辨证属痰浊闭阻证。

处方：牛黄清心丸（局方）。天麻 15 g，燀桃仁 10 g，红花 10 g，柴胡 15 g，竹茹 10 g，茯苓 10 g，陈皮 10 g，法半夏 10 g，党参 20 g，麦冬 15 g，五味子 10 g，干姜 10 g，胆南星 6 g，丹参 20 g，瓜蒌 15 g，薤白 10 g，炙甘草 15 g。7 剂，每日 1 剂，水煎服。

2023 年 2 月 1 日二诊：胸闷、乏力症状缓解，继服上方加减。

4. 寒凝心脉证

临床表现：猝然心痛如绞，心痛彻背，喘不得卧，感风寒后加重，伴形寒，甚则手足不温，冷汗自出，胸闷气短，心悸，面色苍白；苔薄白，脉沉紧或沉细。

治法：辛温散寒，宣通心阳。

代表方：枳实薤白桂枝汤合当归四逆汤加减。

加减：身寒肢冷、气短喘息者，加高良姜、细辛以温阳通脉止痛。

【典型病案】

刘××，男，41 岁。

初诊时间：2023 年 2 月 14 日。

主诉：寒湿疫感染后胸闷、失眠伴无力气短 3 周。

简要病史：2023 年 1 月初寒湿疫感染，现胸痛、喘憋、畏寒肢冷，乏力气短。

既往史：头晕，脑供血不足。

舌脉：舌质淡白，苔白，脉沉促。

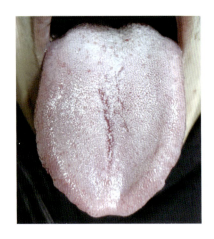

诊断:西医诊断为寒湿疫感染后胸痛;中医诊断为胸痹,辨证属寒凝心脉证。

处方:生血宝合剂(清华德人)。党参20 g,附片6 g(先煎),干姜10 g,炙甘草10 g,川芎15 g,丹参20 g,薤白10 g,红花10 g,当归10 g,茯苓15 g,麸炒白术10 g,麸神曲10 g,麦冬15 g,瓜蒌15 g,五味子10 g,桂枝15 g,白芍10 g。14 剂,每日1 剂,水煎服。

2023 年3 月3 日二诊:喘憋、畏寒症状缓解,继服上方加减。

5. 气阴两虚证

临床表现:心胸隐痛,时作时休,心悸气短,动则益甚,伴倦怠乏力,声息低微,面色白,易汗出;舌质淡红,舌体胖且边有齿痕,苔薄白,脉虚细缓或结代。

治法:益气养阴,活血通脉。

代表方:生脉散合人参养荣汤加减。

加减:胸部胀闷者可加川芎、郁金以行气活血;纳呆便溏,咳吐痰涎者可重用茯苓、白术,加白蔻仁以健脾祛湿;纳呆、失眠者,可重用茯苓,加茯神、半夏、柏子仁、酸枣仁以滋阴养心健脾。

【典型病案】

申××,女,50 岁。

初诊时间:2023 年 2 月 22 日。

主诉:寒湿疫感染后心痛、后背痛,伴心悸 2 个月。

简要病史:2022 年 12 月中旬寒湿疫感染,现胸痛、后背痛,心悸气短,失眠多梦,自汗。

既往史:慢性萎缩性胃炎。

舌脉:舌质淡,舌体胖大伴齿痕,苔白,脉沉缓。

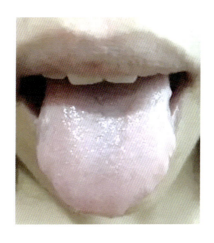

诊断:西医诊断为寒湿疫感染后胸痛;中医诊断为胸痹,辨证属气阴两虚证。

处方:生血宝合剂(清华德人)。党参10 g,麦冬15 g,五味子10 g,红花10 g,瓜蒌15 g,黄芪30 g,防风10 g,炙甘草10 g,杜仲

20 g,首乌藤 15 g,红景天 15 g,酒萸肉 10 g,牡蛎 30 g(先煎),百合 15 g,丹参 20 g。7 剂,每日 1 剂,水煎服。

2023 年 3 月 1 日二诊:自汗、失眠症状缓解,继服上方加减。

2023 年 3 月 8 日三诊:诸症缓解,继服上方加减。

6.心肾阴虚证

临床表现:心痛憋闷,心悸盗汗,虚烦不寐,腰酸膝软,头晕耳鸣,口干便秘;舌红少津,苔薄或剥,脉细数或促代。

治法:滋阴清火,养心和络。

代表方:天王补心丹合炙甘草汤加减。

加减:舌尖红少津者,可合用酸枣仁汤;若兼见头晕,加珍珠母、磁石、石决明、琥珀等以平肝潜阳,滋阴安神;若遗精盗汗,心悸不宁,口燥咽干,可合用左归饮。

【典型病案】

丁××,男,46 岁。

初诊时间:2023 年 1 月 18 日。

主诉:2023 年 1 月初寒湿疫感染后,胸闷心悸 2 周,加重 2 d。

简要病史:2022 年 12 月中旬寒湿疫感染,现胸闷,伴心悸盗汗,腰膝酸软。

舌脉:舌质红少津,苔白,脉促。

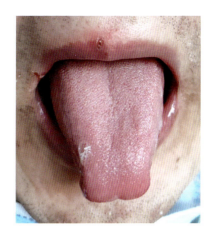

心电图:心动过速。

诊断:西医诊断为寒湿疫感染后胸痛;中医诊断为胸痹,辨证属心肾阴虚证。

处方:参松养心胶囊、生血宝合剂(清华德人)。太子参15 g,麦冬15 g,薤白15 g,石菖蒲15 g,桂枝6 g,麸炒白术15 g,五味子10 g,苏木10 g,茯神20 g,干姜6 g,丹参20 g,陈皮10 g,法半夏10 g,紫苏梗10 g,广藿香15 g(后下),炙甘草10 g,柏子仁15 g。7剂,每日1剂,水煎服。

2023年1月25日二诊:胸闷、心悸症状缓解,继服上方加减。

7.心肾阳虚证

临床表现:心悸而痛,胸闷气短,动则更甚,自汗,面色白,神倦怯寒,四肢欠温或肿胀;舌质淡胖,边有齿痕,苔白或腻,脉沉细迟。

治法:温补阳气,振奋心阳。

代表方:参附汤合右归饮加减。

加减:水肿、喘促、心悸者可加黄芪、防己、猪苓、车前子以补气升阳,利水消肿。

【典型病案】

李××,男,57 岁。

初诊时间:2023 年 2 月 16 日。

主诉:2023 年初寒湿疫感染后心悸胸闷,失眠早醒 2 个月。

简要病史:2022 年 12 月中旬寒湿疫感染,现心悸,胸闷,乏力,畏寒,睡眠质量不佳。

舌脉:舌质淡白,苔厚腻,脉沉细数,偶结代。

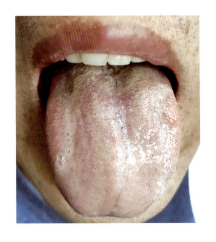

诊断:西医诊断为寒湿疫感染后胸痛;中医诊断为胸痹,辨证属心肾阳虚证。

处方:党参 20 g,麦冬 15 g,五味子 10 g,附片 6 g(先煎),干姜 10 g,薤白 10 g,炙甘草 10 g,茯神 20 g,制远志 10 g,川芎 15 g,

山药 15 g,熟地黄 10 g,山茱萸 10 g,麸炒白术 15 g,桂枝 6 g。7 剂,每日 1 剂,水煎服。

服药 7 剂后,诸症状均缓解。

(二)心悸

自觉心中悸动不安,心搏异常,或快速,或缓慢,或跳动过重,或忽跳忽止,呈阵发性或持续不解,神情紧张,心慌不安,不能自主;可见数、结、代等脉象。

1. 心虚胆怯证

临床表现:心悸不宁,善惊易恐,坐卧不安,不寐多梦而易惊醒,恶闻声响,食少纳呆;舌质淡白,苔薄白,脉细数或细弦。

治法:镇惊定志,养心安神。

代表方:安神定志丸加减。

加减:气短乏力、头晕目眩、动则为甚、静则悸缓者,重用人参以大补元气,生津养血;兼见心阳不振者可加肉桂、炮附子(先煎)以补火助阳,温中散寒;心气郁结、心悸烦闷、精神抑郁者,可加柴胡、郁金、合欢皮以疏肝解郁安神。

【典型病案】

陈××,女,69 岁。

初诊时间:2023 年 1 月 20 日。

主诉:2023 年 1 月初寒湿疫感染后,心悸,胸闷,血压不稳近 3 周。

简要病史:2022 年 12 月中旬寒湿疫感染,现心悸不宁,易惊易恐,入睡困难,多梦易惊醒,纳呆食少。

舌脉:舌淡苔白,脉弦细。

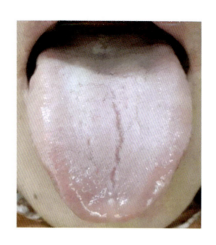

诊断:西医诊断为寒湿疫感染后心悸;中医诊断为心悸,辨证属心虚胆怯证。

处方:党参 20 g,麦冬 15 g,五味子 10 g,丹参 20 g,苏木 10 g,炙甘草 10 g,石菖蒲 15 g,茯苓 15 g,桂枝 3 g,黄芪 30 g,制远志 10 g,醋鸡内金 20 g,茯神 20 g,麸炒白术 15 g。7 剂,每日 1 剂,水煎服。

2023 年 2 月 1 日二诊:心悸、失眠症状缓解,继服上方加减。

2. 心血不足证

临床表现:心悸气短,头晕目眩,失眠健忘,面色无华,倦怠乏力,纳呆食少;舌质淡红,脉细弱。

治法:补血养心,益气安神。

代表方:归脾汤加减。

加减:五心烦热,自汗盗汗,胸闷心烦,舌淡红少津,苔少或无,脉细数或结代者可合用炙甘草汤;兼阳虚而汗出肢冷者,加炮附子(先煎)、黄芪、煅龙骨(先煎)、煅牡蛎(先煎)以补火助阳,收敛固涩止汗;纳呆腹胀者可加陈皮、谷芽、麦芽、神曲、山楂、鸡内金、枳壳以行气消食;失眠多梦者可加合欢皮、夜交藤、五味子、柏子仁、莲子心以滋阴泻火,养心安神。

【典型病案】

王××,女,87岁。

初诊时间:2023年2月22日。

主诉:寒湿疫感染后心悸失眠2月余。

简要病史:2022年12月中旬寒湿疫感染,现心悸,无力气短,记忆力减退,睡眠质量不佳,腹胀纳差。

舌脉:舌质淡红,苔白,脉沉弱。

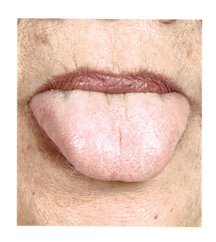

诊断：西医诊断为寒湿疫感染后心悸；中医诊断为心悸，辨证属心血不足证。

处方：天麻 15 g，地龙 10 g，石菖蒲 15 g，当归 10 g，太子参 10 g，麦冬 15 g，炙甘草 10 g，川芎 15 g，红花 10 g，醋鸡内金 20 g，黄芪 30 g，五味子 10 g，砂仁 5 g（后下），制远志 10 g，熟地黄 20 g，茵陈 15 g，白术 15 g，茯神 15 g。7 剂，每日 1 剂，水煎服。

2023 年 1 月 2 日二诊：失眠、心悸症状缓解，仍乏力，继服上方加减。

2023 年 1 月 9 日三诊：诸症缓解，继服上方加减。

3. 阴虚火旺证

临床表现：心悸，心烦失眠，五心烦热，口干，盗汗，思虑劳心则症状加重，伴耳鸣腰酸，头晕目眩，急躁易怒；舌质红少津，苔少或无，脉细数。

治法：滋阴清火，养心安神。

代表方:天王补心丹、朱砂、安神丸加减。

加减:遗精腰酸者可加龟甲、熟地黄、知母、黄柏以养阴清热,固精止遗;阴虚兼有瘀热者可加赤芍、牡丹皮、桃仁、红花、郁金以滋阴清热,行气化瘀。

【典型病案】

陆××,女,42 岁。

初诊时间:2023 年 2 月 24 日。

主诉:寒湿疫感染后心悸 2 月余。

简要病史:2022 年 12 月底寒湿疫感染,现心悸,无力气短,记忆力减退,睡眠质量不佳,口干,腰膝酸软,盗汗。

舌脉:舌质红,少苔,脉细数。

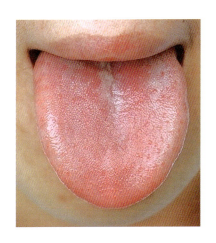

诊断:西医诊断为寒湿疫感染后心悸;中医诊断为心悸,辨证属阴虚火旺证。

处方:太子参15 g,石菖蒲15 g,浮小麦20 g,黄芪20 g,麦冬

15 g,川芎15 g,茯神15 g,当归10 g,五味子10 g,酒萸肉15 g,瓜蒌15 g,红花10 g,苏木10 g,丹参20 g,桔梗10 g,柏子仁15 g,炙甘草10 g。7剂,每日1剂,水煎服。

服药7剂后,诸症状均缓解。

4.心阳不振证

临床表现:心悸不安,胸闷气短,动则尤甚,面色苍白,形寒肢冷;舌淡苔白,脉象虚弱或沉细无力。

治法:温补心阳,安神定悸。

代表方:桂枝甘草龙骨牡蛎汤合参附汤加减。

加减:形寒肢冷者,重用人参、炮附子,加炙黄芪、肉桂以补气助阳,温中散寒;大汗出者,重用人参、煅龙骨、煅牡蛎,加黄芪、山萸肉以收涩止汗,滋阴养心;兼见水饮内停者,可加葶苈子、车前子(包煎)、泽泻以行气利水;夹瘀血者可加丹参、赤芍、川芎、桃仁、红花以行气活血;心阳不振,以致心动过缓者,可加蜜麻黄、补骨脂以滋养心肺,补肾助阳。

【典型病案】

赵××,男,39岁。

初诊时间:2023年2月20日。

主诉:寒湿疫康复后偶发心悸,畏寒、自汗月余。

简要病史:2022年12月底寒湿疫感染,现偶发心悸,畏寒,自汗,食欲不佳,味觉减退,喜热饮,乏力气短,情绪低落,入睡困难,睡眠质量不佳,便溏。

既往史:糖尿病、高脂血症。

舌脉:舌质淡白,舌缘有齿痕,苔白,脉沉细数。

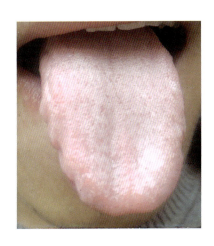

诊断:西医诊断为寒湿疫感染后心悸;中医诊断为心悸,辨证属心阳不振证。

处方:黄芪30 g,茯苓15 g,当归10 g,浮小麦20 g,白芍15 g,首乌藤15 g,柏子仁15 g,茯神15 g,干姜20 g,丹参20 g,防风10 g,麸炒白术15 g,桂枝6 g,鸡血藤15 g,醋鸡内金20 g,砂仁5 g(后下),酒萸肉15 g,葛根15 g,牡蛎20 g(先煎),党参15 g,附片10 g(先煎)。7剂,每日1剂,水煎服。

2023年3月1日二诊:心悸、畏寒症状缓解,仍失眠,继服上方加减,7剂后诸症状改善。

5. 水饮凌心证

临床表现:心悸眩晕,胸闷痞满,渴不欲饮,小便短少,或下肢浮肿,形寒肢冷,伴恶心欲吐,流涎;舌淡胖,苔白滑,脉象弦滑或沉细而滑。

治法:振奋心阳,化气行水,宁心安神。

代表方:苓桂术甘汤加减。

加减:恶心呕吐者加半夏、陈皮、生姜以行气降逆止呕;肺气不宣、咳喘、胸闷者可加杏仁、前胡、桔梗、葶苈子以泻肺平喘,降气止咳;兼见瘀血者可加当归、川芎、泽兰、益母草以行气活血。

【典型病案】

郑××,女,51 岁。

初诊时间:2023 年 1 月 31 日。

主诉:寒湿疫感染后心悸、头晕胸闷 1 个月。

简要病史:2022 年 12 月底寒湿疫感染,现心悸头晕、胸闷、畏寒肢冷,午后心脏不适,失眠。

体检:舌质红,苔薄白,脉沉促。

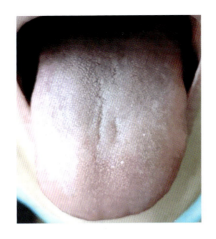

诊断：西医诊断为寒湿疫感染后心悸；中医诊断为心悸，辨证属水饮凌心证。

处方：生血宝合剂。泽泻 15 g，桂枝 6 g，甘草片 10 g，陈皮 10 g，泽兰 15 g，麻黄 3 g，红花 10 g，干姜 10 g，清半夏 10 g，猪苓 15 g，川芎 15 g，黄芪 20 g，当归 10 g，瓜蒌 15 g，白术 15 g，茯苓 15 g。7 剂，每日 1 剂，水煎服。

服药 7 剂后，诸症状均缓解。

6. 瘀阻心脉证

临床表现：心悸不安，胸闷不舒，心痛时作，痛如针刺，唇甲青紫；舌质紫暗或有瘀斑，脉涩或结或代。

治法：活血化瘀，理气通络。

代表方：桃仁红花煎加减。

加减：气滞血瘀者可加用柴胡、枳壳以行气化瘀；气虚者可加黄芪、党参、黄精以补气养阴；血虚者可加制何首乌、枸杞子、熟地黄补肝肾,养精血;阴虚者可加麦冬、玉竹、女贞子以滋阴养心;阳虚者可加炮附子(先煎)、肉桂、淫羊藿以温补阳气;夹痰浊,胸满闷痛,苔浊腻者可加瓜蒌、薤白、半夏、陈皮以理气化痰;胸痛甚者,可加乳香、没药、三七粉以活血化瘀止痛。

【典型病案】

谭××,男,51岁。

初诊时间:2023年2月3日。

主诉:寒湿疫感染后无力气短,胸闷心悸1个月。

简要病史:2022年12月底寒湿疫感染,现心悸头晕、胸闷、畏寒肢冷。

舌脉:舌紫暗,苔白,脉沉数。

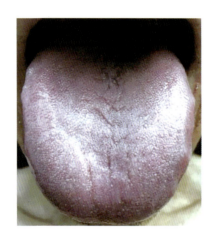

诊断:西医诊断为寒湿疫感染后心悸;中医诊断为心悸,辨证属瘀阻心脉证。

处方:生血宝合剂(清华德人)。麦冬15 g,红花10 g,川芎

15 g,太子参 10 g,五味子 10 g,黄芪 30 g,瓜蒌 15 g,赤芍 10 g,桂枝 6 g,白芍 15 g,当归 10 g,茯神 15 g,麸炒白术 15 g,熟地黄 20 g,丹参 20 g,炙甘草 10 g,桃仁 10 g。7 剂,每日 1 剂,水煎服。

服药 7 剂后,诸症状均缓解。

7.痰火扰心证

临床表现:心悸时发时止,受惊易作,胸闷烦躁,失眠多梦,口干苦,大便秘结,小便短赤;舌质红,苔黄腻,脉弦滑。

治法:清热化痰,宁心安神。

代表方:黄连温胆汤加减。

加减:痰热互结、大便秘结者可加生大黄(后下)以泄热通便;心悸重者可加珍珠母(先煎)、石决明(先煎)、磁石(先煎)以重镇安神;火郁伤阴者可加麦冬、玉竹、天冬、生地黄以清热凉血,养阴生津;兼见脾虚者可加党参、白术、谷芽、麦芽、砂仁(后下)以健脾消食化积。

【典型病案】

张××,女,57 岁。

初诊时间:2023 年 2 月 24 日。

主诉:寒湿疫感染后心悸胸闷 2 个月。

简要病史:2022 年 12 月底寒湿疫感染,现心悸,头晕,胸闷,畏寒肢冷,喉咙有痰,便秘。

舌脉:舌质淡红,苔黄腻,脉滑数。

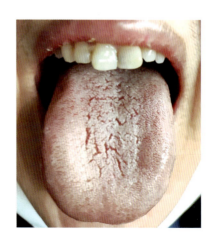

诊断:西医诊断为寒湿疫感染后心悸;中医诊断为心悸,辨证属痰火扰心证。

处方:牛黄清心丸(局方)。太子参 10 g,竹茹 15 g,丹参 20 g,石菖蒲 10 g,五味子 10 g,陈皮 10 g,桂枝 6 g,川芎 15 g,茯苓 20 g,枳实 10 g,瓜蒌 15 g,法半夏 10 g,炙甘草 10 g,黄连 10 g,大黄 6 g(后下)。7 剂,每日 1 剂,水煎服。

2023 年 3 月 3 日二诊:诸症缓解,继服上方加减。

(三)心肌炎

心肌炎属于祖国医学的"心悸""怔忡""胸痹"的范畴,是由于正气虚弱,风邪、热邪、热毒侵犯于心肌而导致的疾病。临床一般表现是心悸、心慌、胸闷气短、乏力、头痛、头晕、胸部疼痛、呼吸困难等症状。根据心肌炎的临床表现和特点,分为邪毒侵心型、痰瘀阻络型、气阴两虚型、脾肾阳虚型等,可以明确诊断后辨证治疗。常用的中成药是稳心颗粒、心可舒片、通心络胶囊等。

病毒性心肌炎是因病毒侵犯心肌,引起心肌炎性改变所导致的一种心脏疾病。常在急性病毒性感染后出现或发病,同时出现心悸、胸闷、胸痛、气急等症状,以及心电图异常改变为临床主要特征。

本病可发生于任何年龄,但以青少年多见,男性多于女性,夏秋季为高发季节。发病6个月以内为急性期,6个月至1年为恢复期,1年以上为慢性期。心肌炎患者大多可痊愈,部分患者有一定程度心脏异常改变的体征和心电图,但病情历久不变,多为心肌炎急性期后的心肌瘢痕所致。极少数患者在急性期因严重心律失常、急性心力衰竭及心源性休克而死亡。心肌炎的病因虽有外邪入侵、饮食不洁、疲劳过度、情志不遂等,但主要为外感邪毒、内舍心包。

病理变化为温热毒邪,袭于肺卫,正邪交争,正虚邪进,内舍心包,侵入心脉,致心血瘀滞,而见胸闷胸痛、心悸气急、脉结代等症。邪稽日久,其势已缓,气阴两虚,心神失养,则见神疲,心悸怔忡,五心烦热,脉结代等;气阳两虚,脉失鼓动则胸闷、头晕、脉迟。

1. 邪毒侵心证

临床表现:发热恶寒,头痛身楚,鼻塞咽痛,或伴咳嗽,心悸气促,胸闷胸痛。舌质红,苔薄,脉结代或促。

治法:清热解毒,疏邪清心。

代表方:银翘散加减。

加减:热重者,加石膏(先煎)以大清里热;咽喉热痛者,加生地黄、玄参、马勃以养阴清热利咽;腹痛腹泻者,加白头翁、秦皮以清肠解毒。

【典型病案】

张××,女,58 岁。

初诊时间:2023 年 1 月 12 日。

主诉:寒湿疫感染后出现间断胸闷、憋气 10 余天。

简要病史:2023 年 1 月初寒湿疫感染后出现胸闷、憋气,偶感心慌,活动后明显,无头晕、心前区不适及明显乏力,曾于某医院查心电图示一度房室传导阻滞,P-R 间期延长,肌酸激酶同工酶 29 μ/L,予以营养心肌治疗 1 周,疗效不显著。症见间断胸闷憋气,偶感心慌,活动后明显,咽干不适,纳食尚可,二便调。

体检:咽部红肿充血,心律齐,心率 85 次/min,舌红苔黄,脉数。

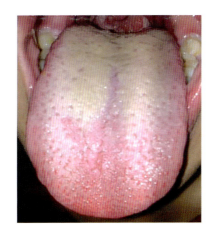

辅助检查:理化检查显示心肌酶增高;心电图提示 P-R 间期 0.24 s;Holter 可见一度房室传导阻滞;超声心动图正常。

诊断:西医诊断为急性病毒性心肌炎;中医诊断为心悸,辨证属邪毒侵心证。

处方:牛黄清心丸(局方)。金银花 12 g,忍冬藤 15 g,连翘 15 g,板蓝根 12 g,贯众 10 g,苦参 6 g,桔梗 10 g,北沙参 15 g,玄参 15 g,马勃 10 g,炙甘草 6 g。7 剂,每日 1 剂,水煎服。

2023 年 1 月 19 日二诊:症状明显减轻,偶有胸闷憋气,无心慌发作,咽稍红。前方加减继服 10 d,诸症缓解。

2.气阴两虚证

临床表现:心悸怔忡,胸闷气短,身倦乏力,或五心烦热,自汗盗汗。舌质红少津,苔薄,脉细弱或结代。

治则:益气养阴,宁心安神。

代表方:生脉饮合归脾汤加减。

初诊时间:2023 年 6 月 12 日。

主诉:寒湿疫感染后出现间断胸闷、心慌半年余。

简要病史:2022 年 12 月初寒湿疫感染,1 周热退后渐出现胸闷、憋气,偶感心慌,活动后明显,查体发现心律不齐,心电图示房性期前收缩。曾于某医院诊断为"病毒性心肌炎",予维生素 C、心律平、地高辛等药物治疗半年余,心电图无明显好转,症见间断胸闷、心慌,活动后明显。

体检:体瘦弱,咽不红,心律不齐,心率 94 次/min,舌质淡白,苔薄白水滑,脉结代。

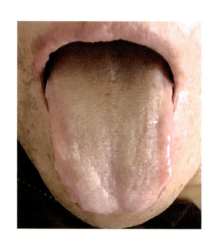

辅助检查:理化检查示心肌酶正常;心电图及 Holter 示紊乱性房性心律,阵发性、多源性、房性心动过速。

诊断:西医诊断为寒湿疫感染后病毒性心肌炎;中医诊断为心悸,辨证属心阳虚证。

处方:炙甘草 30 g,桂枝 10 g,生地黄 20 g,麦冬 15 g,黄芪 15 g,当归 10 g,阿胶珠 15 g(烊化),玉竹 10 g,鳖甲 10 g,丹参

15 g,川芎 10 g,桔梗 10 g。7 剂,每日 1 剂,水煎服。

2023 年 7 月 21 日二诊:胸闷、心慌等症状减轻。前方加减继服 1 月余,心慌等症消失,复查心电图正常,未见心律不齐。

(四)失眠

1. 肝火扰心证

临床表现:多梦,甚则彻夜不眠,急躁易怒,伴头晕头胀,目赤耳鸣,口干而苦,不思饮食,便秘溲赤;舌红苔黄,脉弦而数。

治法:疏肝泻热,镇心安神。

代表方:龙胆泻肝汤加减。

加减:胸闷胁胀、善叹息者,加香附、郁金、佛手以疏肝理气;若肝胆实火、头痛欲裂、大便秘结者,可加大黄(后下)、黄连以泄热通便。

【典型病案】

鄂××,男,29 岁。

初诊时间:2023 年 2 月 20 日。

主诉:寒湿疫感染后失眠易醒 2 个月。

简要病史:2022 年 12 月底寒湿疫感染,现失眠易醒,伴面部疬肿,口干口苦。

舌脉:舌质红,苔黄,脉弦数。

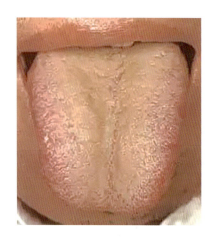

诊断:西医诊断为寒湿疫感染后失眠;中医诊断为不寐,辨证属肝火扰心证。

处方:八宝丹胶囊。柴胡10 g,炒栀子10 g,牡丹皮15 g,白芍15 g,土茯苓15 g,蜜桑白皮15 g,黄柏15 g,龙胆15 g,地黄20 g,首乌藤15 g,制远志10 g,陈皮10 g,姜半夏10 g,赤芍15 g,甘草片10 g,地肤子20 g,绵草薢15 g,泽泻15 g。7剂,每日1剂,水煎服。

服药7剂后,诸症状均缓解。

2.痰热扰心证

临床表现:心烦不寐,胸闷脘痞,泛恶嗳气,伴头重,目眩;舌质偏红,苔黄腻,脉滑数。

治法:清化痰热,和中安神。

代表方:黄连温胆汤加减。

加减:心悸、惊惕不安者加琥珀(冲服)、珍珠母(先煎)以镇惊安神;彻夜不眠、大便秘结不通者,加大黄(后下)以通腑泄热。

【典型病案】

张××,男,34 岁。

初诊时间:2023 年 2 月 15 日。

主诉:寒湿疫感染后失眠伴胸闷嗳气月余。

简要病史:2023 年 1 月初寒湿疫感染,现失眠易醒、胸闷嗳气、食欲不佳、便秘。

舌脉:舌红胖大伴齿痕,苔黄腻,脉滑。

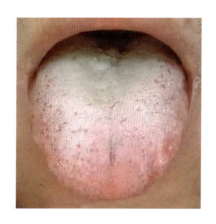

诊断:西医诊断为寒湿疫感染后失眠;中医诊断为不寐,辨证属痰热扰心证。

处方:法半夏 10 g,黄柏 10 g,麸炒白术 15 g,制远志 10 g,珍珠母 20 g(先煎),醋鸡内金 20 g,柏子仁 15 g,首乌藤 15 g,黄连 10 g,陈皮 15 g,五味子 10 g,泽泻 15 g,党参 10 g,丹参 15 g,甘草

10 g,竹茹10 g,茯苓15 g。7剂,每日1剂,水煎服。

服药7剂后,诸症状均缓解。

3.心脾两虚证

临床表现:不易入睡,多梦易醒,心悸健忘,神疲食少,伴头晕目眩,面色少华,四肢倦怠,腹胀便溏;舌淡苔薄,脉细无力。

治法:补益心脾,养血安神。

代表方:归脾汤加减。

加减:不寐较重者加柏子仁、五味子、夜交藤、合欢皮以养心安神;夜梦纷纭、时醒时寐者,加肉桂、黄连以交通心肾,清火安神;脘闷纳差、苔滑腻者,加二陈汤以燥湿化痰,理气和中;腹泻者减当归,加苍术、白术以健脾化湿。

【典型病案】

楚××,男,48岁。

初诊时间:2023年3月1日。

主诉:寒湿疫感染后失眠易醒,乏力2个月,加重2周。

简要病史:2022年12月底寒湿疫感染,现失眠易醒、乏力头晕,食欲不佳,便溏。

舌脉:舌质淡,苔白,脉细弱。

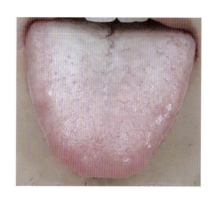

诊断：西医诊断为寒湿疫感染后失眠；中医诊断为不寐，辨证属心脾两虚证。

处方：党参 15 g，白术 15 g，茯神 15 g，当归 10 g，丹参 20 g，首乌藤 10 g，莲子 15 g，制远志 10 g，甘草片 10 g，知母 15 g，牡蛎 30 g（先煎），鳖甲 20 g（先煎），木香 10 g，黄芪 20 g。7 剂，每日 1 剂，水煎服。

服药 7 剂后，诸症状均缓解。

4. 心肾不交证

临床表现：心烦不寐，入睡困难，心悸多梦，伴头晕耳鸣，腰膝酸软，潮热盗汗，五心烦热，咽干少津，男子遗精，女子月经不调；舌红少苔，脉细数。

治法：滋阴降火，交通心肾。

代表方：六味地黄丸合用交泰丸加减。

加减：心烦不寐、彻夜不眠者，加磁石（先煎）、龙骨（先煎）、龙齿（先煎）以重镇安神。

【典型病案】

毕××,女,49 岁。

初诊时间:2023 年 2 月 15 日。

主诉:寒湿疫感染后,失眠多梦 1 月余。

简要病史:2023 年 1 月初寒湿疫感染,现失眠多梦,潮热盗汗严重,乏力腰酸。

舌脉:舌质红,少苔,脉细。

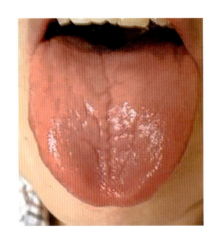

诊断:西医诊断为寒湿疫感染后失眠;中医诊断为不寐,辨证属心肾不交证。

处方:黄芪 30 g,防风 10 g,五味子 10 g,酒萸肉 15 g,地骨皮 15 g,牡蛎 30 g(先煎),百合 15 g,浮小麦 15 g,炙甘草 10 g,茯神 15 g,莲子 15 g,鳖甲 30 g(先煎),白芍 20 g,柴胡 10 g,熟地黄 20 g,山药 20 g,牡丹皮 10 g,黄连 10 g,肉桂 6 g。7 剂,每日 1 剂,水煎服。

2023 年 2 月 22 日二诊:失眠缓解,仍燥热盗汗,继服上方加减。

2023 年 3 月 2 日三诊:诸症缓解。

5.心胆气虚证

临床表现:虚烦不寐,胆怯心悸,触事易惊,终日惕惕,伴气短自汗,倦怠乏力;舌质淡,脉弦细。

治法:益气镇惊,安神定志。

代表方:安神定志丸合用酸枣仁汤加减。

加减:惊悸汗出者重用人参,加白芍、当归、黄芪以补中益气,敛阴止汗;胸闷、善太息、纳呆腹胀者加柴胡、陈皮、山药、白术以疏肝健脾,理气化痰;心悸不安者加生龙骨(先煎)、生牡蛎(先煎)以重镇安神。

【典型病案】

许××,男,60 岁。

初诊时间:2023 年 1 月 16 日。

主诉:寒湿疫感染后失眠心悸,伴自汗乏力 2 周。

简要病史:2022 年 12 月底寒湿疫感染,现失眠心悸,疲倦、自汗乏力。

既往史:心律失常。

舌脉:舌质淡红,苔白,脉细结代。

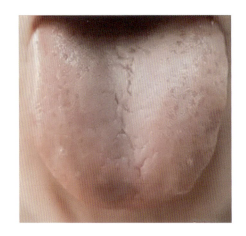

诊断：西医诊断为寒湿疫感染后失眠；中医诊断为不寐，辨证属心胆气虚证。

处方：五味子 10 g，苏木 10 g，石菖蒲 15 g，川芎 10 g，红花 10 g，丹参 20 g，陈皮 10 g，炙甘草 10 g，麸神曲 10 g，法半夏 10 g，茯神 15 g，制远志 10 g，首乌藤 20 g，茯苓 15 g，麦冬 15 g，太子参 15 g。7 剂，每日 1 剂，水煎服。

2023 年 2 月 6 日二诊：睡眠改善明显，仍心悸，继服上方加减。

附：针灸处方

1. 心悸

治法：调理心气，安神定悸。

选穴：以手厥阴穴、手少阴经穴及相应的俞穴、募穴为主。

主穴：内关、郄门、神门、厥阴俞、膻中。

配穴：心胆虚怯配心俞、胆俞；心脾两虚配心俞、脾俞；阴虚火旺配肾俞、太溪；水气凌心配三焦俞、水分；心脉瘀阻配心俞、膈俞。

2. 不寐

治法：调和阴阳，安神利眠。

选穴：以督脉、手少阴及足太阴经穴、八脉交会穴为主。

主穴：百会、神门、三阴交、照海、申脉、安眠。

配穴：肝火扰心配太冲、行间、侠溪；心脾两虚配心俞、脾俞、足三里；心肾不交配心俞、肾俞、太溪；心胆气虚配心俞、胆俞；脾胃不和配丰隆、中脘、足三里；噩梦多配厉兑、隐白；头晕配风池、悬钟；重症不寐配神庭、印堂、四神聪。

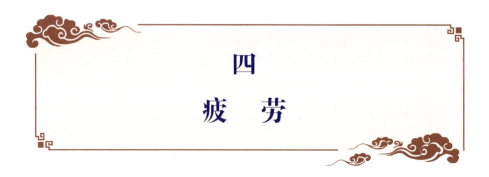

四

疲　劳

有数据表明超过半数的寒湿疫后期患者出现持续性疲劳的症状,其在中医上依据症状可归属于"虚劳"范畴。寒湿疫感染后病机总属肺脾肾气虚。肺之宣降失调,致脾胃运化功能失常,气血精津液耗损,致机体气机升降失司,阴阳气血精津液亏虚,形神失养。

1. 脾肺不足证

临床表现:寒湿疫转阴后出现消瘦,头晕,乏力,咳嗽,咳痰,痰中带血,易汗出,贫血,女性月经不调或月经量少。

治法:调理脾肺,益气和营。

代表方:薯蓣丸加减。

加减:消瘦、头晕、乏力甚者,加枸杞子、女贞子、鹿角胶等增强补益之力;自汗较多者加煅牡蛎(先煎)、五味子以固表敛汗;月经不调或经量减少者,加黄芪、重用当归以补气养血。

【典型病案】

曹××,男,94 岁。

初诊时间:2023 年 2 月 25 日。

主诉:寒湿疫感染后住院治疗 2 个月,现无力气短,纳差。

简要病史:2022 年 12 月中旬寒湿疫感染,现无力气短,食欲不佳。

既往史:贫血。

舌脉:舌质淡,苔少,裂纹,脉沉细。

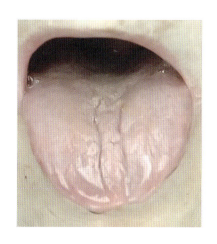

诊断:西医诊断为寒湿疫感染后疲劳;中医诊断为虚劳,辨证属脾肺不足证。

处方:黄芪 30 g,当归 10 g,党参 15 g,砂仁 5 g(后下),茯苓 15 g,麸炒白术 15 g,醋鸡内金 15 g,熟地黄 15 g,桂枝 10 g,炒莱菔子 15 g,天麻 15 g,白芍 20 g,木香 5 g,山药 20 g,干姜 10 g,麦冬 15 g,川芎 10 g,炙甘草 10 g。14 剂,每日 1 剂,水煎服。

2023 年 3 月 6 日二诊:症状改善,继续服药 14 剂。

2. 脾虚气陷证

临床表现:①寒湿疫转阴后出现脾胃气虚症候。发热,自汗出,渴喜温饮,少气懒言,体倦肢软,面色㿠白,大便稀溏,舌质淡,苔薄白,脉洪而虚。②寒湿疫转阴后出现气虚下陷症候。久泻、久痢等清阳下陷诸证。

治法:补中益气,升阳举陷。

代表方:补中益气汤加减。

加减:若纳后饱胀、恶心、痰多、苔腻者,加入半夏、生姜、竹茹以燥湿化痰;发热者加青蒿、炒栀子清热透邪;久泻不愈者加葛根、炒山药、车前子以健脾利湿止泻;久痢者加仙鹤草、黄连、焦山楂、乌梅以燥湿止痢。

【典型病案】

李××,女,56 岁。

初诊时间:2023 年 1 月 19 日。

主诉:寒湿疫感染后,气短无力月余。

简要病史:2022 年 12 月初寒湿疫感染,现无力气短,头晕,失眠心悸,食欲不佳,大便稀溏。

舌脉:舌质红,苔白,脉细。

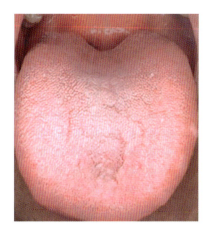

诊断:西医诊断为寒湿疫感染后疲劳;中医诊断为虚劳,辨证属脾虚气陷证。

处方:麦冬15 g,五味子10 g,丹参20 g,川芎15 g,麸炒白术15 g,炙甘草10 g,桔梗15 g,黄芪30 g,升麻10 g,砂仁3 g(后下),醋鸡内金20 g,党参15 g,柴胡10 g,大枣3 枚。14 剂,每日1 剂,水煎服。

服药14 剂后,诸症状均缓解。

减退,咳嗽、怕风,白痰较多,自服苏黄止咳胶囊,疗效差,遂来诊。

舌脉:舌质淡,苔白滑,脉浮细。

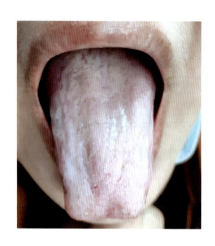

诊断:西医诊断为寒湿疫感染后嗅觉异常;中医诊断为鼻聋,辨证属肺气虚寒证。

处方:桂枝 10 g,白芍 10 g,生姜 10 g,大枣 10 g,炙甘草 6 g,荆芥 10 g,桔梗 10 g,细辛 5 g。7 剂,每日 1 剂,水煎服。

服药 7 剂后,嗅觉恢复正常,咳嗽基本缓解,白痰消失。

2. 风热郁肺证

临床表现:嗅觉减退,鼻塞,鼻涕流浊,前额痛,口干咽痛,喝水不能缓解。

治法:疏风散热,除湿通窍,升清降浊。

代表方:苍耳子散。

加减:咽痛口干甚者可加生石膏(先煎)、知母以养阴生津;鼻流浊涕可合银翘散、桑菊饮或竹叶石膏汤。

【典型病案】

易××,女,42 岁。

初诊时间:2023 年 3 月 15 日。

主诉:寒湿疫感染后嗅觉减退,口干咽痛 2 周。

简要病史:2022 年 12 月初寒湿疫感染,2 周前出现嗅觉减退,咳嗽、心悸气短,口干咽痛。

舌脉:舌质红,苔少,脉浮数。

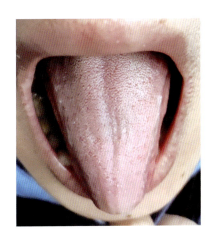

诊断:西医诊断为寒湿疫感染后嗅觉异常;中医诊断为鼻聋,辨证属风热郁肺证。

处方:黄芩 15 g,连翘 15 g,五味子 10 g,石菖蒲 15 g,薤白 10 g,白芍 20 g,白芷 10 g,茯苓 15 g,麸炒白术 15 g,浙贝母 15 g,炒苦杏仁 10 g,桔梗 10 g,甘草片 10 g,百合 15 g。7 剂,每日 1 剂,水煎服。

服药 7 剂后,嗅觉恢复正常。

3. 热毒阻窍证

临床表现:鼻塞,流黄鼻涕,鼻痛,鼻内有红肿,嗅觉减退,咽痛、声音嘶哑。

治法:清热解毒,活血止痛。

代表方:四妙勇安汤加减。

加减:热重者可加黄连、生石膏(先煎)以清热解毒、养阴生津;鼻塞重者可加苍耳子、辛夷以通鼻窍;咽部不适者可加射干、天冬以利咽开音。

【典型病案】

王××,男,68 岁。

初诊时间:2023 年 1 月 17 日。

主诉:寒湿疫感染后嗅觉减退,口苦 2 周。

简要病史:2022 年 12 月初寒湿疫感染,2 周前出现嗅觉减退,咳嗽、心悸气短,口苦。

舌脉:舌质红绛,少苔,脉数。

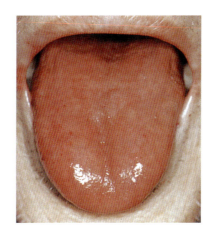

诊断：西医诊断为寒湿疫感染后嗅觉异常；中医诊断为鼻聋，辨证属热毒阻窍证。

处方：黄芩 15 g，薄荷 15 g，金银花 10 g，石菖蒲 15 g，连翘 10 g，白芍 20 g，白芷 10 g，茯苓 15 g，麸炒白术 15 g，浙贝母 15 g，炒苦杏仁 10 g，玄参 10 g，甘草片 10 g，薏苡仁 15 g。7 剂，每日 1 剂，水煎服。

服药 7 剂后，嗅觉恢复正常，心悸基本缓解，口苦症状消失。

4. 中阳虚弱证

临床表现：嗅觉减退或消失，头晕乏力，不思饮食，怕冷，反复流清鼻涕，便溏，腹痛，得温则减。

治法：温中补虚，散寒通滞。

代表方：小建中汤加减。

加减：症状严重者可合用黄芪建中汤或大建中汤、补中益气汤。

【典型病案】

左××,女,45岁。

初诊时间:2023年3月16日。

主诉:寒湿疫感染后嗅觉丧失近2周。

简要病史:2023年2月初寒湿疫感染,近2周嗅觉丧失,现乏力气短,腹泻,饮食生冷后加重,胃脘部发凉,喜温。

舌脉:舌质淡,苔白,脉沉细。

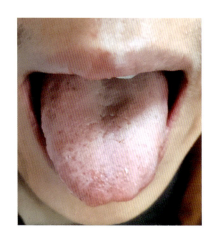

诊断:西医诊断为寒湿疫感染后嗅觉异常;中医诊断为鼻聋,辨证属中阳虚弱证。

处方:炙甘草6 g,党参10 g,茯苓20 g,麸炒白术15 g,干姜15 g,白芷10 g,苍耳子10 g,白芍15 g,辛夷10 g,麸炒苍术10 g,山药20 g,大枣3枚。7剂,每日1剂,水煎服。

2023年3月23日二诊:药后嗅觉恢复,乏力气短等症状改善。

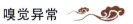

5. 痰湿蒙窍证

临床表现:嗅觉减退,鼻塞,鼻流浊涕,纳呆,头蒙,头重,咳嗽咳痰,焦虑不安或伴失眠。

治法:燥湿化痰,通窍醒脑。

代表方:温胆汤加减。

加减:纳呆腹胀者可加柴胡、鸡内金、山楂以理气化滞;痰多者可加白术、苍术以健脾化湿;症状严重者可合用滚痰丸或黄连温胆汤等。

【典型病案】

潘××,女,30岁。

初诊时间:2023年1月17日。

主诉:寒湿疫感染后嗅觉丧失,无力气短1个月。

简要病史:2022年12月中旬寒湿疫感染,后乏力气短持续至今,伴嗅觉丧失,有轻微咳嗽,入睡困难。

舌脉:舌质红,苔白腻,脉弦沉。

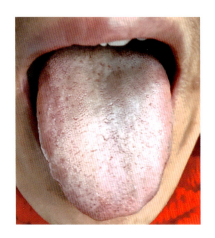

诊断：西医诊断为寒湿疫感染后嗅觉异常；中医诊断为鼻聋，辨证属痰湿蒙窍证。

处方：细辛 3 g，白芷 10 g，甘草片 10 g，浙贝母 15 g，桔梗 10 g，丹参 20 g，莲子 15 g，首乌藤 15 g，茯神 15 g，麸炒白术 15 g，神曲 10 g，丁香 3 g，石菖蒲 15 g，紫苏叶 15 g，藿香 15 g(后下)。7 剂，每日 1 剂，水煎服。

2023 年 1 月 24 日二诊：药后嗅觉部分恢复，咳嗽已痊愈，但仍乏力，活动后气短。前方加减。7 剂，水煎服，日 1 剂，分 2 次温服。

2023 年 2 月 1 日三诊：嗅觉恢复正常，乏力气短症状已基本缓解。

6. 肾阳虚衰，水饮泛窍证

临床表现：嗅觉减退，小便不利，四肢沉重疼痛，甚则肢体浮肿，腹痛下利，苔白不渴，头眩，身瞤动；或饮停胸胁咳喘；或饮满鼻窍,痰涎清稀,流清鼻涕。

治法:温肾阳,利水化饮,通窍。

代表方:真武汤加减。

加减:四肢水肿严重者可合用五苓散以利水化湿;痰多清稀者可加半夏以健脾化痰;咳嗽甚者可加五味子、诃子以敛肺止咳。

【典型病案】

王××,女,48 岁。

初诊时间:2023 年 1 月 17 日。

主诉:寒湿疫感染后嗅觉减退 1 个月。

简要病史:患者 2022 年 12 月初寒湿疫感染后嗅觉丧失,伴腰痛发凉,心悸,有轻微咳嗽,平时痰多,头晕乏力。

疫苗接种史:无。

舌脉:舌质淡,苔水滑,脉弦紧。

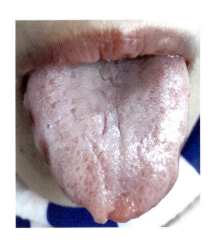

诊断:西医诊断为寒湿疫感染后嗅觉异常;中医诊断为鼻聋,

辨证属肾阳虚衰,水饮泛窍证。

处方:陈皮10 g,茯苓20 g,天麻15 g,首乌藤20 g,甘草片10 g,莲子15 g,石菖蒲15 g,麸炒枳壳15 g,醋鸡内金20 g,麸炒白术10 g,制远志10 g,黑附子10 g(先煎),细辛5 g,干姜15 g,葶苈子10 g。7剂,每日1剂,水煎服。

2023年1月25日二诊:药后,嗅觉基本恢复,咳嗽痊愈,但仍痰多,心悸症状改善不明显。前方加大枣5枚、桂枝10 g、黄芪10 g。7剂,水煎服,日1剂,分2次温服。

2023年2月2日三诊:诸症状均缓解。

7. 肝火犯肺证

临床表现:嗅觉减退,鼻翼扇动,鼻窍火热风气如喷火状,烦躁不安,小便赤,大便不通。

治法:清肝泻火,通窍祛风。

代表方:泻青丸加减。

加减:烦躁甚者可合用丹栀逍遥丸或柴胡疏肝散等;大便不通者可合用防风通圣丸加减。

【典型病案】

许××,女,36岁。

初诊时间:2023年2月20日。

主诉:寒湿疫感染后嗅觉消失月余。

简要病史:患者2023年1月初寒湿疫感染后嗅觉丧失,口鼻干,心烦易怒,大便干,一周3次,小便黄赤。

舌脉:舌红绛,苔少,脉弦数。

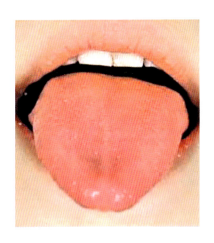

诊断:西医诊断为寒湿疫感染后嗅觉异常;中医诊断为鼻聋,辨证属肝火犯肺证。

处方:牡丹皮15 g,炒栀子10 g,白芍10 g,柴胡10 g,白术20 g,陈皮10 g,香附15 g,枳壳15 g,甘草6 g,龙胆草15 g,熟大黄10 g,羌活10 g,藿香10 g(后下),佩兰10 g(后下)。7剂,每日1剂,水煎服。

服药7剂后,大便通,口鼻干症状缓解,嗅觉恢复。

附:

1.对嗅觉障碍的中药药物选择:每个方剂都可以酌情加芳香开窍、芳香化湿、醒脑开窍等气味芳香药物,剂量方面根据体质、年龄、病情时长均可灵活增减。上焦鼻窍之病,芳香轻灵之品运用得当则效如桴鼓;下焦之病,病久缠绵难愈,宜选气味厚,性宜烈燥,剂量宜重,才能重剂起沉疴。正如温病学家吴鞠通所说的"治上焦如羽(非轻不举);治中焦如衡(非平不安);治下焦如权(非重不沉)"。

2.针灸辨证选经择穴

治疗原则:脏腑辨证,经脉所过,主治所及;上病取下,下病取上。

头部选穴:百会、上星、通天、风池。

局部选穴:鼻三针(迎香、印堂、鼻通)。

循经远端选穴:列缺、四关(双侧合谷、双侧太冲)。

保健穴:足三里、肺俞、膻中、印堂、脾俞、肾俞(穴位贴敷或者艾灸为宜)。

鼻内针:内迎香、鼻丘。

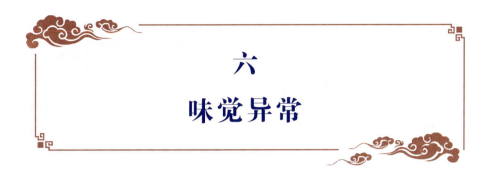

六
味觉异常

味觉异常是寒湿疫感染的重要长期症状之一,严重危害患者的营养摄入与生活质量。

目前对于味觉异常的病因及发病机制仍缺乏系统认识,引发味觉障碍的致病因素甚至完全不明,导致临床上对味觉异常的病因诊断较为困难,缺乏针对性的治疗手段。

中医认为心主神,舌为心之苗,《灵枢·脉度》曰:"心气通于舌,心和则舌能知五味矣。"手少阴心经之别系舌本。针刺治疗主穴选取内关,调畅气机、宁心安神,局部取廉泉穴,疏通局部经络,促进舌部营养供应。脾主运化,与口味、饮食等关系较为密切,足太阴脾经循口挟舌,故脾气通于口,达于舌,舌主味觉。《灵枢·脉度》中提到:"脾气通于口,脾和则口能知五谷矣。"若脾失健运,则食欲缺乏,口淡乏味;湿热困脾,影响气机正常的升降出入,可见腹胀不适,食不知味,食欲下降。脾胃互为表里,可选取丰隆穴以起到健脾和胃、化痰通络的作用。诸穴合用,祛痰通络,开窍启闭。

寒湿疫感染后期,疾病由湿邪困表向湿蕴肺脾演变,湿邪阻滞气机,中焦运化失司,脾气上升受阻,湿入里化热,湿热郁肺,炼液为痰,痰湿阻滞,故见味觉障碍、口淡无味。心开窍于舌,故应兼顾益气养心。治疗原则为"健脾清热祛湿,固护心肺之气"。

代表方:化湿排浊方加减。

组方:藿香、大腹皮、白芷、紫苏叶、苍术、白术、茯苓、太子参、生地黄、黄芪、丹参、厚朴。

【典型病案】

李××,男,24岁。

初诊时间:2023年1月27日。

主诉:寒湿疫感染后味觉减退,伴鼻塞2周。

简要病史:患者2023年1月初寒湿疫感染后味觉减退,纳差,腹胀,伴鼻塞。

舌脉:舌质淡红,苔腻,脉沉细。

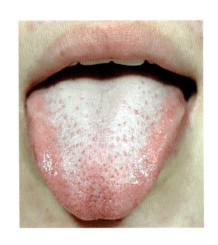

诊断:西医诊断为寒湿疫感染后味觉异常;中医诊断为口淡,辨证属痰湿内阻证。

处方:炒苍耳子 15 g,细辛 5 g,蝉蜕 10 g,炒僵蚕 10 g,白芷 10 g,川芎 15 g,徐长卿 15 g,砂仁 3 g(后下),广藿香 15 g(后下),醋鸡内金 20 g,甘草片 10 g,茯苓 15 g,麸炒白术 15 g。7 剂,每日 1 剂,水煎服。

服药 7 剂后,味觉恢复,鼻塞症状消失,腹胀缓解。

针灸选穴:内关、廉泉、太溪、三阴交、足三里、丰隆。

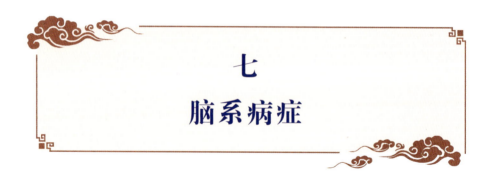

七
脑系病症

（一）脑雾

脑雾是指大脑难以形成清晰思维和记忆的现象，是一种认知障碍。现代医学对于脑雾目前无法以物理、化学的方法检查出来，它更倾向于是一种主观的感受，包括思维呆滞或混乱、失忆、注意力难以集中、头晕和遗忘日常词汇等。

脑雾伴随着寒湿疫后长期症状的出现而不断地引起人们的重视，但其实它并不是一个新的症状名词。只不过由于寒湿疫后期症状中发生脑雾的概率很高，从而引起越来越多的关注。脑雾被认为是常见的寒湿疫后期症状之一，约有 81% 的患者伴有脑雾的认知障碍，高于头痛（68%）、感觉异常（60%）、听觉障碍（59%）、嗅觉丧失（55%）、肌痛（55%）、头晕（47%）和疼痛（43%）。

中医没有"脑雾"这一病名，但其主要症状类似于健忘、头晕、失志等。可以根据中医的理论进行辨证论治及相应的中药和针灸治疗。中医脑病理论认为脑雾的病位在脑,涉及心、肾、肝、脾、肺等脏腑。其主要证候包括脑髓空虚证、脑阳气虚证、脑神紊乱证和脑络痹阻证。

1. 脑髓空虚证

临床表现:主要有耳鸣,头晕,抑郁,视物昏花,失眠或嗜睡,健忘等,舌淡红苔薄,脉沉细或弱。

治法:补肾益髓,填精养神。

代表方:七福饮。

加减:自汗多者,加黄芪、五味子以益气固表敛汗;食少者,加砂仁、陈皮以开胃健脾。可选加鹿角胶、龟板胶、阿胶、紫河车等血肉有情之品,以填精补髓。

针灸取穴:百会、四神聪、风府、百劳、大椎、命门、太溪、悬钟,配合局部和循经选穴。可配合采用导气手法及电针、头针、腹针等治疗。

【典型病案】

孙××,男,52 岁。

初诊时间:2023 年 1 月 28 日。

主诉:寒湿疫感染后记忆力下降近 1 个月。

简要病史:患者2022 年12 月底寒湿疫感染后出现健忘,头晕乏力,持续近 1 个月,伴咳嗽,咳吐白痰,心悸自汗。

舌脉:舌质淡,苔腻,脉沉数。

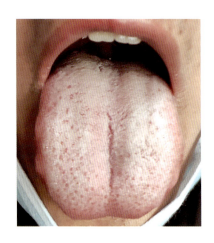

诊断:寒湿疫感染后脑雾,中医辨证属脑髓空虚证。

处方:甘草10 g,法半夏10 g,麸炒白术15 g,麸炒枳实15 g,制远志10 g,天麻15 g,蜜紫菀10 g,茯苓15 g,百合15 g,醋鸡内金20 g,厚朴15 g,黄芪15 g,五味子10 g,熟地黄20 g,当归15 g。10剂,每日1剂,水煎服。

2023年2月8日二诊:服药10剂后,诸症状均缓解。

2. 脑阳气虚证

临床表现:抑郁,失眠或嗜睡,健忘,躯体畏寒,手足不温,精神萎靡,乏力疲倦,舌质淡白,脉沉弱。

治法:温肾填精,补脾益气。

代表方:还少丹加减。

加减:若见气短乏力较著,甚至肌肉萎缩者,可配伍紫河车、阿胶、川断、杜仲、鸡血藤、何首乌、黄芪等以益气养血;若脾肾两

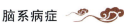

虚,偏于阳虚者,出现四肢不温、形寒肢冷、五更泄泻等症,方用金匮肾气丸温补肾阳,再加紫河车、鹿角胶、龟板胶等血肉有情之品,以填精补髓;若伴有腰膝酸软、颧红盗汗、耳鸣如蝉、舌瘦质红、少苔、脉弦细数者,是为肝肾阴虚,可用知柏地黄丸滋养肝肾。

针灸治疗取穴:百会、大椎、风府、至阳、腰阳关,配合局部和循经选穴,配合导气手法及艾灸、头针、腹针等治疗。

【典型病案】

王××,女,67 岁。

初诊时间:2023 年 2 月 13 日。

主诉:寒湿疫感染后头晕健忘 1 月余。

简要病史:患者 2023 年 1 月初寒湿疫感染,约两周后出现健忘、头晕、心悸、乏力、精神状态不佳、怕冷等症状,同时伴入睡困难,纳差。

舌脉:舌质有裂纹,苔少,脉弦数。

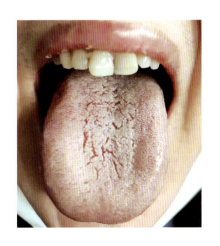

诊断:寒湿疫感染后脑雾,中医辨证属脑阳气虚证。

处方:当归10 g,百合15 g,红花10 g,川芎15 g,石菖蒲15 g,醋鸡内金20 g,黄芪20 g,黑附子6 g(先煎),丹参20 g,陈皮10 g,炙甘草10 g,砂仁5 g(后下),党参20 g,五味子10 g,麦冬15 g,桂枝6 g。7剂,每日1剂,水煎服。

2023年2月20日二诊:服药7剂后,诸症状均缓解。继服7剂。

3. 脑神紊乱证

临床表现:记忆力减退,抑郁,焦虑,烦躁,失眠,食欲减退或多食等,舌质淡红,脉弦或缓或数。

治法:益气镇惊,安神定志。

代表方:平补镇心丹。

针灸治疗取穴:神庭、百会、风府、大椎、印堂、神门,配合局部和循经选穴。可配合导气手法及电针、头针、腹针等治疗。

【典型病案】

高××,男,51岁。

初诊时间:2023年2月16日。

主诉:寒湿疫感染后健忘1月余。

简要病史:患者2023年1月初寒湿疫感染后出现健忘,并于劳累后出现心悸、气短、心烦、焦虑、便溏、入睡困难、梦多。

舌脉:舌质淡红,苔黄,脉沉。

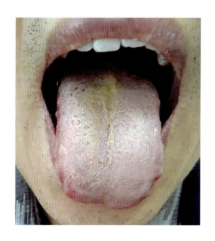

诊断:寒湿疫感染后脑雾,中医辨证属脑神紊乱证。

处方:柏子仁 15 g,麦冬 10 g,当归 15 g,五味子 10 g,白芍 15 g,麸炒白术 15 g,川芎 15 g,茯苓 20 g,珍珠母 20 g(先煎),太子参 15 g,石菖蒲 15 g,瓜蒌 15 g,制远志 10 g,首乌藤 15 g,紫苏梗 15 g,丹参 20 g,红花 10 g。7 剂,每日 1 剂,水煎服。

2023 年 2 月 23 日二诊:服药 7 剂后,诸症状均缓解。原方加减,继服 7 剂。

4. 脑络痹阻证

临床表现:脑雾,可包括偏瘫、中枢性面瘫、失语、一侧肢体疼痛或麻木、头痛、眩晕、焦虑等。舌质淡红有紫点或瘀斑,脉弦紧。

治法:活血化瘀,开窍醒脑。

代表方:通窍活血汤加减。

加减:久病气血不足者,加党参、黄芪、熟地黄、当归以补益气血;瘀血日久不去,新血不生,血虚明显者,可加当归、鸡血藤、三七以养血活血;瘀血日久、郁而化热者,症见头痛、呕恶,舌红苔黄等,加丹参、丹皮、夏枯草、竹茹以清热凉血、清肝和胃。

针灸治疗取穴:百会、四神聪、风府、大椎、风池、合谷、太冲,配合局部和循经选穴。治疗选用艾灸、电针、火罐,配合头针等。

【典型病案】

莫××,男,52 岁。

初诊时间:2023 年 3 月 14 日。

主诉:寒湿疫感染后记忆力减退 1 月余。

简要病史:患者 2023 年 2 月初寒湿疫感染后记忆力减退,头痛,以头顶为主,伴头晕,心烦焦虑,浑身乏力。

舌脉:舌质淡紫,苔少,脉弦紧。

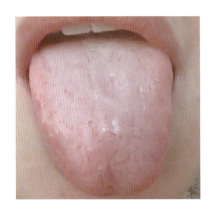

诊断:寒湿疫感染后脑雾,中医辨证属脑络痹阻证。

处方:赤芍 15 g,桃仁 10 g,大枣 3 枚,红花 10 g,黄芪 15 g,党参 15 g,熟地黄 20 g,川芎 15 g,牡丹皮 15 g,丹参 15 g,当归 10 g,

茯苓20 g,醋香附15 g,柏子仁15 g。7剂,每日1剂,水煎服。

2023年3月21日二诊:服药7剂后,头痛、心烦症状缓解。前方加减后继服7剂。

（二）头晕

1.痰浊上蒙证

临床表现:眩晕,头重如蒙,视物旋转,胸闷作恶,呕吐痰涎,食少多寐,苔白腻,脉弦滑。

治法:燥湿祛痰,健脾和胃。

代表方:半夏白术天麻汤加减。

加减:头晕头胀、多寐、苔腻者,加藿香、佩兰、石菖蒲等醒脾化湿开窍;呕吐频繁者,加代赭石、竹茹和胃降逆止呕;脘闷、纳呆、腹胀者,加厚朴、白蔻仁、砂仁等理气化湿健脾;耳鸣、重听者,加葱白、郁金、石菖蒲等通阳开窍。痰浊郁而化热,痰火上犯清窍,表现为眩晕,头目胀痛,心烦口苦,渴不欲饮,苔黄腻,脉弦滑,用黄连温胆汤清化痰热。若素体阳虚,痰从寒化,痰饮内停,上犯清窍者,用苓桂术甘汤合泽泻汤温化痰饮。

【典型病案】

王××,男,48岁。

初诊时间:2023 年 1 月 17 日。

主诉:寒湿疫感染后头晕 3 周余。

简要病史:2022 年 12 月中旬寒湿疫感染后出现头晕 3 周余不缓解。刻下症见头晕,头昏蒙如有物裹,乏力,失眠,烦躁,胸脘痞闷,恶心,纳少。

舌脉:舌质淡红,苔白腻,脉濡滑。

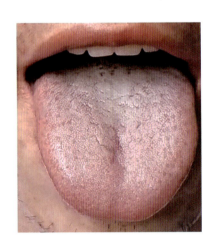

诊断:西医诊断为寒湿疫感染后头晕;中医诊断为眩晕,辨证属痰浊上蒙证。

治法:燥湿化痰,健脾和胃。

处方:姜半夏 12 g,炒白术 15 g,天麻 15 g,泽泻 15 g,茯苓 30 g,竹茹 10 g,陈皮 15 g,炙甘草 6 g,菊花 10 g,石菖蒲 10 g,茯神 15 g,制远志 10 g,首乌藤 30 g。14 剂,每日 1 剂,水煎服。

2023 年 2 月 3 日二诊:服药 14 剂后,诸症状均缓解。

2.瘀血阻窍证

临床表现:眩晕头痛,兼见健忘,失眠,心悸,精神不振,耳鸣耳聋,面唇紫暗,舌瘀点或瘀斑,脉弦涩或细涩。

治法:活血化瘀,通窍活络。

代表方:通窍活血汤加减。

加减:若见神疲乏力、短气自汗等气虚证者,重用黄芪以补气固表,益气行血;若兼有畏寒肢冷、感寒加重者,加附子、桂枝以温经活血;若遇天气变化加重,或当风而发者,可重用川芎,加防风、白芷、荆芥穗、天麻等以祛风通络。

【典型病案】

贺××,男,43 岁。

初诊时间:2023 年 1 月 30 日。

主诉:寒湿疫感染后头晕加重 3 周。

简要病史:既往反复眩晕,间歇性发作。曾就诊于多家医院,经过头颅 CT、颈椎 MRI 等检查未发现明显异常。曾尝试过普通眩晕药物治疗,效果不佳。2022 年 12 月底寒湿疫感染,头晕明显加重 3 周余不缓解,查头颅 CT、颈椎 MRI 未见明显异常。现头晕,伴有头部两侧刺痛,耳鸣,视力模糊,眠差,二便调。

舌脉:神经系统检查未发现明显异常,颈椎活动无受限。舌紫暗,舌质前有瘀斑,苔白,脉沉涩。

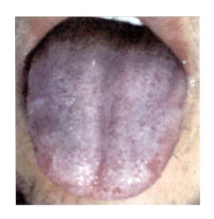

诊断:西医诊断为寒湿疫感染后头晕;中医诊断为眩晕,辨证属瘀血阻窍证。

治法:活血化瘀,通窍活络。

处方:桃仁10 g,红花10 g,川芎20 g,当归10 g,赤芍15 g,白芍15 g,丹参20 g,五灵脂10 g(包煎),生蒲黄10 g(包煎),白芷15 g,天麻15 g,茯神30 g,首乌藤30 g。7剂,每日1剂,水煎服。

2023年2月7日二诊:服药7剂后,头痛症状减轻。去五灵脂、红花,加决明子20 g,继服7剂。

3. 气血亏虚证

临床表现:头晕目眩,动则加剧,遇劳则发,面色㿠白,爪甲不荣,神疲乏力,心悸少寐,纳差食少,便溏,舌淡苔薄白,脉细弱。

治法:补养气血,健运脾胃。

代表方:归脾汤加减。

加减:若气虚卫阳不固,自汗时出,易于感冒,重用黄芪,加防风、浮小麦以益气固表敛汗;脾虚湿盛,泄泻或便溏者,加薏苡仁、泽泻、炒扁豆、炒当归以健脾利水;气损及阳,兼见畏寒肢冷、腹中冷痛等阳虚症状,加桂枝、干姜以温中散寒;血虚较甚,面色㿠白无华者,加熟地黄、阿胶、紫河车粉(冲服)等以养血补血,并重用参芪以补气生血;若中气不足,清阳不升,表现时时眩晕、气短乏力、纳差神疲、便溏下坠、脉象无力者,用补中益气汤补中益气,升清降浊。

【典型病案】

侯××,女,46 岁。

初诊时间:2023 年 2 月 9 日。

主诉:寒湿疫感染后头晕 2 周余。

简要病史:素体瘦弱。2023 年 1 月底寒湿疫感染后,出现头晕 2 周余,反复发作,查头颅 MRI 未见明显异常。现头晕,伴起床眼前发黑,疲乏,腰酸困,眠差易醒,心慌,纳可,大便溏。

舌脉:面黄少华。舌质淡嫩,边有齿痕,苔薄白,脉沉细弱。

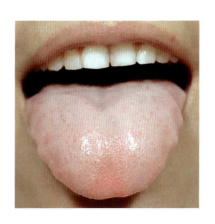

小麦 20 g。7 剂,每日 1 剂,水煎服。

2023 年 3 月 17 日二诊:服药 7 剂后,诸症状均缓解,但仍心烦口干。原方加川楝子 15 g、知母 10 g,继服 7 剂。

(三)头痛

1. 肝阳上亢证

临床表现:头昏涨痛,两侧为重,心烦易怒,睡眠不宁,口苦面红,或兼胁痛,舌红苔黄,脉弦数。

治法:平肝潜阳息风。

代表方:天麻钩藤饮加减。

加减:眩晕头痛剧者,可酌加羚羊角、龙骨、牡蛎等以增强平肝潜阳息风之力;若肝火盛,口苦面赤,心烦易怒,加龙胆草、夏枯草以加强清肝泻火之功;脉弦而细者,宜加生地黄、枸杞子、何首乌以滋补肝肾。

【典型病案】

张××,女,40 岁。

初诊时间:2023 年 2 月 12 日。

主诉:寒湿疫感染后,头痛加重 1 月余。

简要病史:既往头痛反复发作。2023 年 1 月初寒湿疫感染,

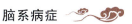

头痛加重,持续1月余不缓解。现头痛如爆,呈麻胀感,以两侧枕颞部为著,伴有搏动感。目涨如脱,视物昏蒙,心烦、恶心欲吐,彻夜难眠。

舌脉:舌质红,苔薄黄燥,有裂纹,脉沉弦数。

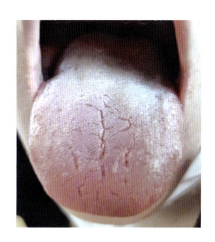

诊断:西医诊断为寒湿疫感染后头痛;中医诊断为头痛,辨证属肝阳上亢证。

治法:清热平肝、潜阳息风。

处方:天麻15 g,川牛膝15 g,钩藤15 g(后下),石决明30 g(先煎),栀子10 g,黄芩15 g,龙胆草9 g,夏枯草15 g,益母草30 g,夜交藤30 g,茯神15 g。7剂,每日1剂,水煎服。

嘱患者加强控制血压,低盐饮食,勿饮酒及食辛辣等刺激性食物。

2. 气血亏虚证

临床表现:头痛目花,时时昏晕,痛势隐隐,午后或遇劳则甚,神疲乏力,心悸失眠,食欲缺乏,面色少华或萎黄,舌淡苔薄白,脉细弱。

治法:滋阴养血,和络止痛。

代表方:加味四物汤加减。

加减:若兼气虚,症见神疲乏力、气短懒言者,加人参、黄芪、白术,或用人参养营汤以益气养血。若肝血不足,症见心烦不寐、多梦者,宜加酸枣仁、珍珠母以养血安神。

【典型病案】

李××,男,56岁。

初诊时间:2023年1月10日。

主诉:寒湿疫感染后,头痛加重1月余。

简要病史:既往有头痛反复发作,劳累后加重。2022年12月初寒湿疫感染后,头痛加重,持续1月余不缓解。现头痛且晕,乏力,心悸不宁,失眠多梦。

既往史:既往有缺铁性贫血病史10年余。

舌脉:面色苍白,舌质淡,苔薄白,脉细。

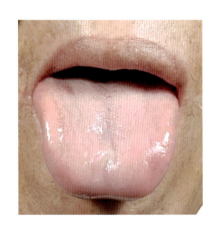

诊断:西医诊断为寒湿疫感染后头痛;中医诊断为头痛,辨证属气血亏虚证。

治法:滋阴养血,和络止痛。

处方:党参20 g,黄芪20 g,当归15 g,川芎15 g,炒白芍20 g,熟地黄30 g,蔓荆子12 g,夜交藤30 g,茯神15 g。7 剂,每日1 剂,水煎服。

2023 年1月17日二诊:服药7 剂后,头晕症状缓解,仍有头痛。原方加延胡索20 g、天麻10 g,继服14 剂。

2023 年2月3日三诊:诸症状基本消失。

3. 痰浊上蒙证

临床表现:头痛昏蒙而重,如物裹首。兼症:胸脘满闷,纳呆呕恶,舌苔白腻,脉滑或弦滑。

治法:健脾燥湿,化痰降逆。

代表方:半夏白术天麻汤加减。

加减:若眩晕较甚者,可加僵蚕、胆南星等以加强化痰息风之力;头痛甚者,加蔓荆子、白蒺藜等以祛风止痛;呕吐甚者,可加代赭石、旋覆花以镇逆止呕;兼气虚者,可加党参、黄芪以益气;湿痰偏盛、舌苔白滑者,可加泽泻、桂枝以渗湿化饮。

【典型病案】

尹××,男,34 岁。

初诊时间:2023 年 1 月 19 日。

主诉:寒湿疫感染后头痛加重 2 周余。

简要病史:既往头痛间断发作。2023 年 1 月初寒湿疫感染后,头痛加重至今 2 周余不缓解。现头痛呈间断性,双侧太阳穴处胀闷不适,伴有头晕,烦躁,眠差,气短,乏力,纳差,恶心。

舌脉:面白,舌质淡,苔白滑,脉沉迟无力。

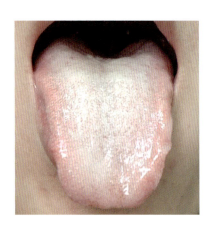

诊断:西医诊断为寒湿疫感染后头痛;中医诊断为头痛,辨证属痰浊上蒙证。

治法:健脾燥湿,化痰降逆。

处方:姜半夏 12 g,天麻 15 g,茯苓 30 g,陈皮 15 g,炒白术 12 g,炙甘草 6 g,天南星 6 g,蔓荆子 12 g,白蒺藜 15 g。14 剂,每日 1 剂,水煎服。

2023 年 2 月 3 日二诊:服药 14 剂后,诸症状均缓解。

4.肾精亏虚证

临床表现:头痛且空,眩晕,耳鸣,腰膝酸软,神疲乏力,男性遗精,女性带下量多。舌红少苔,脉细无力。

治法:养阴补肾,填精生髓。

代表方:大补元煎加减。

加减:如元阳不足多寒者,加附子、肉桂、炮姜以温补阳气;如气分偏虚者,加黄芪、白术以健脾补气;如血滞者,加川芎,去山茱萸以通经活血;如滑泄者,加五味子、补骨脂以收敛固涩。

【典型病案】

薛××,男,40岁。

初诊时间:2023年2月19日。

主诉:寒湿疫感染后头痛1月余。

简要病史:2023年1月寒湿疫感染后出现头痛,间断发作至今1月余。刻下症见间断头痛,头部空痛,遇劳加重,头晕,腰膝酸软,神疲乏力,耳鸣,睡眠差。

舌脉:舌红少苔,脉细无力。

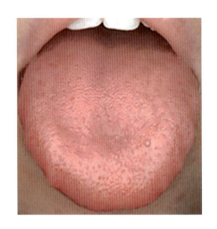

诊断:西医诊断为寒湿疫感染后头痛;中医诊断为头痛,辨证属肾精亏虚证。

治法:养阴补肾,填精生髓。

处方:党参15 g,山药15 g,熟地黄25 g,杜仲15 g,当归15 g,山茱萸15 g,枸杞子15 g,菟丝子15 g,磁石30 g(先煎),茯神20 g,柏子仁15 g,川芎10 g,蔓荆子9 g。10剂,每日1剂,水煎服。

服药10剂后,诸症状均缓解。

5. 瘀血内阻证

临床表现:头痛经久不愈,痛有定处,固定不移,痛如锥刺,或有头部外伤史,舌质紫暗或有瘀点,苔薄白,脉细或细涩。

治法:活血化瘀,通窍止痛。

代表方:通窍活血汤加减。

加减:若兼见神疲乏力,少气懒言,脉细弱无力,为气虚血瘀,治宜益气活血化瘀,可酌加黄芪、党参等补气以助血行;若头痛剧烈,可酌加虫类以搜风通络,如僵蚕、蜈蚣、全蝎、地龙等。

【典型病案】

魏××,女,41 岁。

初诊时间:2023 年 3 月 17 日。

主诉:寒湿疫感染后头痛加重 2 月余。

简要病史:2023 年 1 月寒湿疫感染后,头痛发作频繁 2 月余。现头痛,痛如锥刺,经久不愈,痛处固定不移,夜间加重,失眠。经前头痛加重,经色紫暗有块。

舌脉:舌质暗红,边尖有瘀点,脉弦细涩。

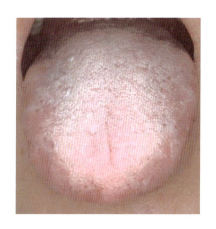

诊断:西医诊断为寒湿疫感染后头痛;中医诊断为头痛,辨证属瘀血内阻证。

治法:活血化瘀,通窍止痛。

处方:柴胡 12 g,赤芍 15 g,枳壳 10 g,炙甘草 6 g,川芎 30 g,

白芷 15 g,桃仁 10 g,红花 10 g,桔梗 10 g,蔓荆子 12 g,延胡索 20 g。7 剂,每日 1 剂,水煎服。

2023 年 3 月 24 日二诊:服药 7 剂后,诸症状均缓解。

附:脑雾的头针治疗

头针是传统针灸理论与现代神经解剖生理病理结合的产物,运用到脑雾的治疗有其独到之处。常用的头针治疗区如下。

1.感觉区 位于前后正中线中点后移 2 cm 与运动区的平行线。其上 1/5 是下肢、头、颈、躯干感觉区,中 2/5 是上肢感觉区,下 2/5 是面部感觉区。主治:相应部位的疼痛、麻木等感觉异常。治疗脑雾,主要选下感觉区。

2.晕听区 位于从耳尖直上 1.5 cm 处,向前及向后各引 2 cm 的水平线。主治:耳鸣,听力减退,眩晕,耳源性平衡失调等症。

3.足运感区 位于前后正中线的中点旁开左右各 1 cm,向后引 3 cm 长的平行线。主治:对侧下肢疼痛、麻木、瘫痪及急性腰扭伤、腰背颈项痛;皮层性多尿、夜尿,子宫脱垂、脱肛;神志病、脑雾等。

4.精神情感区 前后正中线的中点向前 3.7 cm,旁开 2 cm,向前引 4 cm 长,平行于前后正中线的直线。主治:情感障碍、抑郁症、焦虑症、失眠、记忆下降、脑雾等。

5.鼻咽口舌区(头区) 位于前正中线上,沿发际上下各引

2 cm 的直线。主治:鼻、咽、口、舌和神志等相关的病症。

6. 中央区　从前后正中线中点向后引 3 cm 的直线。主治:头痛头晕,记忆力下降,情绪障碍,儿童发育迟缓,尿频,不孕不育,子宫、内脏脱垂等。

以上头针治疗区,可以根据患者的具体症状选择使用,一般每次选 2~3 个治疗区。进针角度在 20°~ 30°平刺,快速进针,尽量覆盖整个治疗区的长度。如果可能,尽量快速捻转,每分钟 150~200 转,主要头针治疗区建议可运针 30~60 s,留针 20 min。如果需要,中途可以捻转 1~2 次或者配合电针治疗。

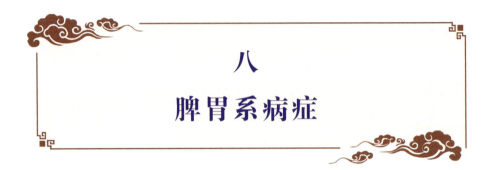

八
脾胃系病症

（一）腹泻

1. 寒湿困脾证

临床表现：泄泻清稀，甚则如水样，腹痛肠鸣，脘闷食少，苔白腻，脉濡缓。若兼外感风寒，则恶寒发热头痛，肢体酸痛，苔薄白，脉浮。

治法：芳香化湿，解表散寒。

代表方：藿香正气散加减。

加减：若表邪偏重、寒热身痛者，可加荆芥、防风，或用荆防败毒散以疏散表邪；若湿邪偏重，或寒湿在里，腹胀肠鸣，小便不利，苔白厚腻，可用胃苓汤健脾燥湿以化气利湿；若寒重于湿、腹胀冷痛者，可用理中丸温补脾胃。

【典型病案】

骆××,男,27岁。

初诊时间:2023年3月8日。

主诉:寒湿疫感染后间断腹泻3个月。

简要病史:患者2023年初寒湿疫感染后腹胀纳差、无力3个月,伴脱发,经常腹泻。

舌脉:舌质淡胖,苔白,脉细沉。

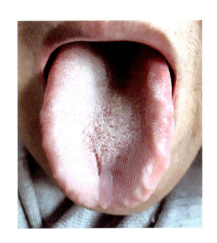

诊断:西医诊断为寒湿疫感染后腹泻;中医诊断为泄泻,辨证属寒湿困脾证。

处方:广藿香10 g(后下),紫苏叶10 g,甘草6 g,麸炒白术20 g,法半夏10 g,柴胡10 g,白芍15 g,金樱子肉15 g,麸炒枳壳15 g,山药20 g,炒白扁豆10 g,茯苓15 g,盐补骨脂15 g,当归10 g,升麻10 g,党参15 g,葛根15 g,干姜10 g。10剂,每日1剂,水煎服。

2023年3月20日二诊:服药10剂后,诸症状均缓解。继服7剂。

2023年3月27日三诊:服药7剂后,诸症状均改善。

2. 脾胃虚弱证

临床表现:因稍进油腻食物或饮食稍多,大便次数即明显增多而发生泄泻,伴有不消化食物,大便时溏泻,迁延反复,饮食减少,食后脘闷不舒,面色萎黄,神疲倦怠,舌淡苔白,脉细弱。

治法:健脾益气,和胃渗湿。

代表方:参苓白术散加减。

加减:若脾阳虚衰,阴寒内盛,症见腹中冷痛,喜温喜按,手足不温,大便腥秽者,可用附子理中汤以温中散寒;若久泻不愈,中气下陷,症见短气肛坠,时时欲便,解时快利,甚则脱肛者,可用补中益气汤,减当归并重用黄芪、党参以益气升清,健脾止泻。

【典型病案】

邵××,男,47岁。

初诊时间:2023年3月8日。

主诉:寒湿疫感染后腹泻1个月。

简要病史:患者2023年2月初寒湿疫感染,约2周后出现腹泻,夜间加重,伴无力、气短。

舌脉:舌质淡红,苔薄,脉细。

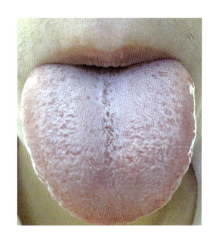

诊断：西医诊断为寒湿疫感染后腹泻；中医诊断为泄泻，辨证属脾胃虚弱证。

处方：太子参10 g，茯苓20 g，麸炒白术15 g，麸炒枳壳15 g，薏苡仁20 g，山药20 g，肉桂3 g，升麻10 g，葛根15 g，黄芪20 g，大枣2枚，甘草片10 g，陈皮10 g，姜半夏10 g，醋鸡内金20 g。7剂，每日1剂，水煎服。

2023年3月15日二诊：服药7剂后，诸症状均缓解。患者要求继续服7剂。

3. 肾气虚证

临床表现：黎明之前脐腹作痛，肠鸣即泻，泻下完谷，泻后即安，小腹冷痛，形寒肢冷，腰膝酸软，舌淡苔白，脉细弱。

治法：温补脾肾，固涩止泻。

代表方：四神丸加减。

加减：可加附子、炮姜，或合金匮肾气丸以温补脾肾。若年老体弱,久泻不止,中气下陷,加黄芪、党参、白术以益气升阳健脾,亦可合桃花汤以固涩止泻。

【典型病案】

张××,女,37 岁。

初诊时间:2023 年 3 月 1 日。

主诉:寒湿疫感染后反复腹泻 2 周。

简要病史:患者 2023 年 2 月 10 日寒湿疫感染,约 2 周后每于凌晨 5 点左右腹泻、腹胀、腹部发凉,得温则舒,伴乏力、气短,腰酸,失眠。

舌脉:舌质淡红,苔薄,脉沉细。

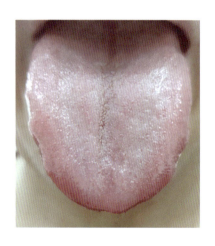

诊断:西医诊断为寒湿疫感染后腹泻;中医诊断为泄泻,辨证属肾气虚证。

处方:首乌藤 15 g,佩兰 15 g(后下),麸炒枳壳 15 g,茯神 15 g,炒白扁豆 10 g,升麻 10 g,山药 20 g,干姜 10 g,党参 20 g,炙

甘草 10 g,陈皮 10 g,砂仁 5 g(后下),附片 10 g(先煎),白术 20 g,盐补骨脂 15 g,吴茱萸 5 g,肉豆蔻 10 g,五味子 10 g。7 剂,每日 1 剂,水煎服。

2023 年 3 月 8 日二诊:服药 7 剂后,诸症状均缓解。

继服 7 剂后,基本痊愈。

4. 肝气郁滞证

临床表现:每逢抑郁恼怒或情绪紧张之时,即发生腹痛泄泻,腹中雷鸣,攻窜作痛,腹痛即泻,泻后痛减,矢气频作,胸胁胀闷,嗳气食少,舌质淡,脉弦。

治法:抑肝扶脾,调中止泻。

代表方:痛泻要方加减。

加减:若肝郁气滞、胸胁脘腹胀痛者,可加柴胡、枳壳、香附以疏肝理气消胀;若脾虚明显、神疲食少者,加黄芪、党参、扁豆以健脾益气;若久泻不止者,可加酸收之品,如乌梅、五倍子、石榴皮以涩肠止泻。

【典型病案】

金××,女,43 岁。

初诊时间:2023 年 2 月 1 日。

主诉:寒湿疫感染后心烦易怒伴腹泻近 1 个月。

简要病史:患者 2023 年 1 月初寒湿疫感染,约 2 周后经常腹泻,胁肋部胀痛不适,经常叹气,易怒,纳差。

舌脉:舌质淡红,苔薄黄,脉弦细。

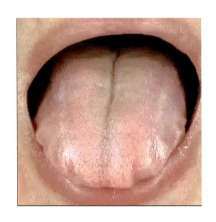

诊断:西医诊断为寒湿疫感染后腹泻;中医诊断为泄泻,辨证属肝气郁滞证。

处方:陈皮6 g,白芍10 g,防风10 g,白术15 g,柴胡10 g,麸炒枳壳10 g,醋香附15 g,郁金10 g,党参15 g,当归15 g,醋鸡内金15 g,焦山楂15 g,焦麦芽15 g,焦神曲15 g。7剂,每日1剂,水煎服。

2023年2月8日二诊:服药7剂后,腹泻症状缓解,但胁肋部仍有胀痛不适。原方加青皮10 g、薄荷10 g(后下),继服7剂。

服药7剂后,基本痊愈。

（二）食欲缺乏

1. 脾胃气虚证

临床表现：胃口不佳，食欲缺乏，腹胀不适，大便溏泻。

治法：温中和胃。

代表方：参苓白术散加减。

【典型病案】

林××，女，30 岁。

初诊时间：2023 年 2 月 13 日。

主诉：寒湿疫感染后食欲缺乏 1 周。

简要病史：患者 2023 年 2 月初寒湿疫感染住院治疗，现出院后腹胀，食欲缺乏，无力气短，头晕。

舌脉：舌质淡，苔白厚腻，裂纹，脉弦紧数，结代。

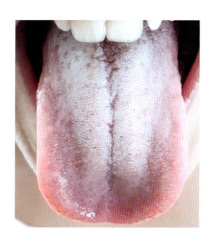

诊断:西医诊断为寒湿疫感染后食欲缺乏;中医诊断为纳呆,辨证属脾胃气虚证。

处方:党参 20 g,天麻 15 g,茯苓 15 g,砂仁 5 g(后下),陈皮 10 g,姜半夏 10 g,炒莱菔子 15 g,桔梗 10 g,浙贝母 15 g,甘草片 10 g,川芎 15 g,麸炒苍术 10 g,醋鸡内金 20 g,瓜蒌 15 g。7 剂,每日 1 剂,水煎服。

2023 年 2 月 20 日二诊:服药 7 剂后,诸症状均缓解。

2. 脾胃虚寒证

临床表现:小便自利,口不渴,呕吐腹痛,不欲饮食,饮食生冷后易腹泻,乏力,头晕,呃逆。

治法:温中祛寒,补气健脾。

代表方:理中丸加减。

加减:呕吐严重者,加生姜以温中止呕;泄泻者,重用白术以健脾燥湿止泻;心悸者,加茯苓以利水宁心;腹中痛者,重用人参以温中止痛;畏寒者,加重干姜用量以温中散寒;腹满者,去白术,加附子以温中补虚。

【典型病案】

潘××,男,29 岁。

初诊时间:2023 年 2 月 13 日。

主诉:寒湿疫感染后食欲缺乏 2 周。

简要病史：患者 2023 年 1 月底寒湿疫感染后食欲缺乏，偶有腹泻，无力气短，头晕。

舌脉：舌质淡，苔白，脉紧。

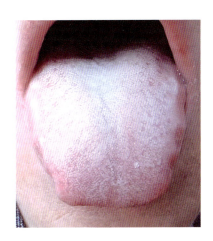

诊断：西医诊断为寒湿疫感染后食欲缺乏；中医诊断为纳呆，辨证属脾胃虚寒证。

处方：党参 15 g，干姜 15 g，炙甘草 10 g，麸炒白术 20 g，茯苓 15 g，陈皮 10 g，山药 15 g。7 剂，每日 1 剂，水煎服。

2023 年 2 月 20 日二诊：服药 7 剂后，诸症状均缓解。

(三)反酸

1. 寒热错杂证

临床表现:反酸烧心,胃脘胀满,嗳气,食少,口渴喜冷饮,四肢发凉,大便溏薄,舌质红,苔黄腻等。

治法:辛开苦降,平调寒热。

代表方:半夏泻心汤加减。

加减:湿热蕴结中焦,呕甚而痞,中气不虚,或舌苔厚腻者,可去人参、甘草、大枣、干姜,加枳实、生姜以下气消痞止呕。

【典型病案】

黎××,男,59 岁。

初诊时间:2023 年 2 月 13 日。

主诉:寒湿疫感染后反酸近 2 周。

简要病史:患者 2023 年 1 月底寒湿疫感染后腹胀口苦,约 2 周后出现反酸烧心,伴四肢发凉、便溏。

舌脉:舌质红,苔黄腻,脉弦数。

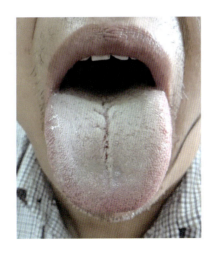

诊断:西医诊断为寒湿疫感染后反酸;中医诊断为胃痞,辨证属寒热错杂证。

处方:法半夏 10 g,黄连 6 g,黄芩 10 g,党参 15 g,茯苓 20 g,大枣 3 枚,炙甘草 10 g,麸炒枳实 10 g,牡蛎 20 g(先煎),龙胆 10 g,白术 15 g。7 剂,每日 1 剂,水煎服。

2023 年 2 月 20 日二诊:服药 7 剂后,诸症状均缓解。

2. 中虚气逆证

临床表现:反酸或呕吐酸水,嗳气,胃脘隐痛、胀满,食欲缺乏,神疲乏力,大便溏薄,舌淡苔薄。

治法:疏肝理气,健脾和胃。

代表方:柴胡疏肝散加减。

加减:若胁肋痛甚者,酌加郁金、青皮、当归、乌药等以增强其行气活血之力;肝郁化火者,可酌加山栀子、黄芩、川楝子以清热泻火。

【典型病案】

魏××,男,45 岁。

初诊时间:2023 年 2 月 16 日。

主诉:寒湿疫感染后呕吐反酸 1 周余。

简要病史:患者 2023 年 2 月初寒湿疫感染后呕吐反酸,胃脘部隐隐作痛,心烦,乏力,便溏。

舌脉:舌质淡,苔薄,脉弦细。

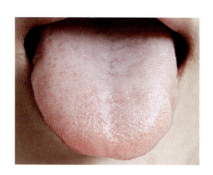

诊断:西医诊断为寒湿疫感染后反酸;中医诊断为胃痞,辨证属中虚气逆证。

处方:党参 15 g,茯苓 20 g,陈皮 10 g,柴胡 10 g,川芎 15 g,醋香附 15 g,麸炒枳壳 15 g,白芍 10 g,甘草 10 g,郁金 10 g,青皮 6 g,当归 15 g,白术 20 g。7 剂,每日 1 剂,水煎服。

2023 年 2 月 23 日二诊:服药 7 剂后,诸症状均缓解。

3.气郁痰阻证

临床表现:咽喉不适,如有痰堵,胸闷不适,嗳气或反流,吞咽困难,声音嘶哑,半夜咳嗽,舌苔白腻等。

治法:开郁化痰,降气和胃。

代表方:越鞠丸。

加减:气郁明显者,加厚朴、枳实行气解郁;血瘀明显者,加当归、丹参以活血散瘀止痛;火热内盛者,加黄连、黄芩以清热泻火;饮食积滞明显者,加麦芽、莱菔子以消食和胃;湿盛者,加白术、茯苓以健脾渗湿;痰盛者,加半夏、陈皮以降逆化痰。

【典型病案】

贾××,男,48 岁。

初诊时间:2023 年 3 月 22 日。

主诉:寒湿疫感染后反酸近 3 周。

简要病史:患者 2023 年 3 月初寒湿疫感染后反酸,咽部经常有异物感,胁肋部胀痛,心烦。

疫苗接种史:无。

舌脉:舌质淡,苔腻,脉弦细。

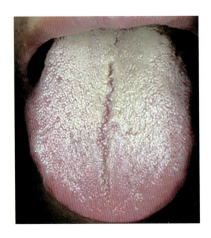

诊断：西医诊断为寒湿疫感染后反酸；中医诊断为胃痞，辨证属气郁痰阻证。

处方：醋香附 15 g，苍术 10 g，川芎 10 g，炒栀子 10 g，神曲 10 g，法半夏 10 g，厚朴 10 g，茯苓 20 g，炒紫苏子 15 g，陈皮 10 g，炒白扁豆 10 g。7 剂，每日 1 剂，水煎服。

2023 年 3 月 29 日二诊：服药 7 剂后，诸症状均缓解。

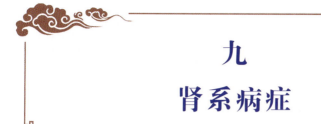

九
肾系病症

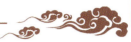

（一）耳鸣

耳鸣的发生与多种原因引起的耳窍闭塞有关。多因急性热病或反复感冒，以致邪热蒙窍，或因痰火、肝热上扰，以及体虚久病、气血不能上濡清窍所致。外有风热上受，客邪蒙窍；内有痰火、肝热，蒸动浊气上壅；或因久病肝肾亏虚，或脾胃气弱，清阳不升，不能上承清窍；病因颇为复杂。

1. 风热外感证

临床表现：耳鸣或耳聋，伴见头痛、眩晕、呃逆、心中烦闷，耳内作痒；或兼寒热身痛等表证；舌质红，苔薄白或薄黄，脉略浮或浮数。

治法：疏风清热，散邪通窍。

代表方：蔓荆子散加减。

加减：若热较盛者，可加黄芩、夏枯草以清热泻火。耳窍闭塞较甚者,加白蒺藜、路路通以通络开窍。

针灸选穴:取翳风、听宫、侠溪、中渚等穴为主。外感风邪者加外关、合谷。

【典型病案】

王××,男,58岁。

初诊时间:2023年3月17日。

主诉:寒湿疫感染后耳鸣,加重1周。

简要病史:既往耳鸣,经治疗后康复。2023年2月底寒湿疫感染后耳鸣复发。近1周来,耳鸣如吹风样,昼夜不停,耳胀闷,伴有发热、恶寒、头痛、鼻塞流涕。

既往史:高血压7年。

舌脉:舌质红,苔薄黄,脉浮数。

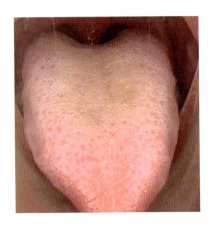

诊断:西医诊断为寒湿疫感染后耳鸣;中医诊断为耳鸣,辨证属风热外感证。

治法:疏风清热,散邪通窍。

处方:蔓荆子 12 g,桑叶 10 g,菊花 15 g,连翘 12 g,升麻 10 g,前胡 10 g,赤芍 15 g,白茅根 15 g,桑白皮 15 g,石菖蒲 10 g,白蒺藜 15 g,路路通 15 g。7 剂,每日 1 剂,水煎服。

2023 年 3 月 24 日二诊:服药 7 剂后,诸症状均缓解。

2.肾精亏虚证

临床表现:多见于虚人、老人,耳鸣声细而常鸣,多兼见眩晕、腰膝酸软、颧赤口干、手足心热,可有遗精、遗尿等,舌红,脉多细弱或两尺无力。

治法:补肾益精,滋阴潜阳。

代表方:耳聋左慈丸加减。

加减:若兼有肾阳亏虚,可见畏寒肢冷,或有阳痿,面色㿠白,头晕目眩,脉细弱者,宜温壮肾阳,可加熟附子、肉桂、补骨脂以温补肾阳。

针灸选穴:取翳风、听宫、侠溪、中渚等穴为主。肾虚者配太溪、关元。

【典型病案】

张××,女,40 岁。

初诊时间:2023 年 3 月 14 日。

主诉:寒湿疫感染后耳鸣加重 2 个月。

简要病史:既往耳鸣,2023 年 1 月初寒湿疫感染后耳鸣加重 2 个月,伴头晕无力,精神不振,腰酸痛,月经稀少。

舌脉:舌质淡红瘦小,苔薄白,脉沉细。

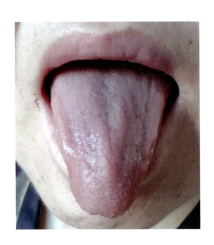

诊断:西医诊断为寒湿疫感染后耳鸣;中医诊断为耳鸣,辨证属肾精亏虚证。

治法:补肾益精,滋阴潜阳。

处方:熟地黄 25 g,山药 15 g,山萸肉 15 g,茯苓 10 g,泽泻 10 g,牡丹皮 10 g,五味子 10 g,磁石 30 g(先煎),石菖蒲 10 g,炙黄芪 15 g。7 剂,每日 1 剂,水煎服。

2023 年 3 月 21 日二诊:服药 7 剂后,耳鸣症状减轻。继服 14 剂。

2023 年 4 月 7 日三诊:耳鸣基本缓解。

3.脾胃虚弱证

临床表现:耳鸣、耳聋,时轻时重,休息后耳鸣减轻,烦劳则加重,四肢困倦,劳怯神疲,头部昏沉,食欲缺乏,大便溏薄,脉细弱,苔薄白腻。

治法:健脾益气,升阳通窍。

代表方:益气聪明汤加减。

加减:若兼湿浊而苔腻者,可加茯苓、白术、砂仁以健脾祛湿;若手足不温者,可加干姜、桂枝以温中通阳;若夜不能寐者,可加酸枣仁以安神。

针灸选穴:取耳门、听宫、听会、脾俞、气海、足三里。

【典型病案】

陈××,女,37 岁。

初诊时间:2023 年 3 月 20 日。

主诉:寒湿疫感染后耳鸣加重 1 个月。

简要病史:既往耳鸣,劳累则加重,休息后减轻。2023 年 2 月寒湿疫感染后,耳鸣发作频繁 1 月余不除。现见耳鸣如蝉,头晕,疲乏无力,自汗,大便溏薄。

舌脉:舌质淡红,舌体胖、边齿痕,苔白略水滑,脉沉细无力。

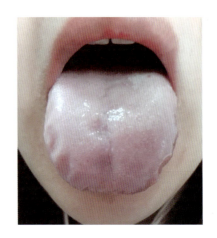

诊断：西医诊断为寒湿疫感染后耳鸣；中医诊断为耳鸣，辨证属脾胃虚弱证。

治法：健脾益气，升阳通窍。

处方：炙黄芪 20 g，党参 30 g，炒白术 10 g，炙甘草 6 g，升麻 6 g，葛根 20 g，蔓荆子 12 g，炒白芍 12 g，石菖蒲 12 g，浮小麦 20 g，茯苓 15 g。7 剂，每日 1 剂，水煎服。

2023 年 3 月 27 日二诊：服药 7 剂后，耳鸣症状缓解。

（二）勃起功能障碍

临床表现：阳痿，性冷淡，精液稀少，精力不济，性功能下降甚至精子活力下降。

治法：补肾助阳，收涩安神。

代表方：龟鹿二仙膏。

加减：若阳痿不举者加炙甘草、白芍以滋阴潜阳；疲乏倦怠者,加炙黄芪、人参以补中益气。

【典型病案】

张××,男,24 岁。

初诊时间:2023 年 2 月 2 日。

主诉:寒湿疫感染后勃起障碍近 2 个月。

简要病史:2023 年 1 月初寒湿疫感染,月中抗原转阴,现基本无晨勃,房事基本无勃起,即使勃起后硬度持续不足 2 min,服用万艾可无效,故寻求中医治疗。既往有 8 年左右手淫史,没有感到不适,直到 2022 年初,感觉房事勃起硬度及持续时间开始下降,开始服用金戈枸橼酸西地那非约 3 个月,后改服万艾可至年底,患者于 2022 年 10 月开始自觉万艾可药效下降。刻下症见勃起障碍,性欲低下,无晨勃,腰酸痛,乏力。

舌脉:舌质红,苔黄腻,脉沉数。

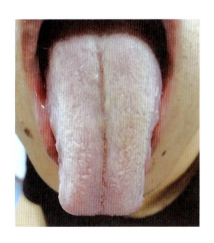

诊断:西医诊断为寒湿疫感染后勃起功能障碍;中医诊断为

阳痿,辨证属肾虚血瘀,阴伤化热,阳痿不举。

处方:蜈蚣 1 条,当归 10 g,白芷 15 g,熟地黄 20 g,生地黄 15 g,杜仲 20 g,续断片 20 g,红花 15 g,生黄芪 30 g,炙淫羊藿 15 g,酒苁蓉 15 g,川牛膝 10 g,烫狗脊 15 g,黄柏 15 g,生甘草片 10 g。14 剂,每日 1 剂,水煎服。

2023 年 2 月 16 日二诊:药后阳事略兴,阴茎渐坚,腰酸、乏力改善。前方加减继服 14 剂。

2023 年 3 月 2 日三诊:性欲明显提高,晨勃次数增加,阴茎勃起硬度及持续时间提升,腰酸乏力消失。

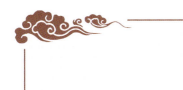

十

气血津液病症（盗汗）

1. 阴虚火旺证

临床表现：夜寐盗汗或有自汗，五心烦热，或兼午后潮热，两颧色红，口渴，舌红少苔，脉细数。

治法：滋阴降火。

代表方：当归六黄汤。

加减：汗出多者，加牡蛎、浮小麦、糯稻根以固涩敛汗；潮热甚者，加秦艽、银柴胡、白薇以清退虚热。

【典型病案】

张××，女，40 岁。

初诊时间：2023 年 1 月 18 日。

主诉：寒湿疫感染后盗汗 2 周。

简要病史：2023 年 1 月初寒湿疫感染出现盗汗，至今 2 周不愈。现盗汗，多在后半夜，达 2～3 次，燥热，醒后汗出，口稍干。

舌脉：舌质红，苔黄薄腻，脉细数。

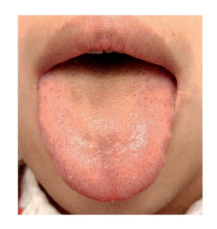

诊断：西医诊断为寒湿疫感染后盗汗；中医诊断为盗汗，辨证属阴虚火旺证。

治法：滋阴降火。

处方：当归 15 g，生地黄 20 g，熟地黄 20 g，黄连 5 g，黄芩 10 g，黄柏 10 g，炙黄芪 10 g，浮小麦 30 g，煅牡蛎 30 g（先煎）。10 剂，每日 1 剂，水煎服。

服药 10 剂后，症状缓解。

2. 心血不足证

临床表现：盗汗常作，心悸少寐，面色不华，气短神疲，舌淡苔薄，脉虚。

治法：补血养心敛汗。

代表方：归脾汤加龙骨、牡蛎、五味子。

加减：崩漏下血偏寒者，可加艾叶炭、炮姜炭以温经止血；偏热者，加生地黄炭、阿胶珠、棕榈炭以清热止血。

【典型病案】

王××,男,26 岁。

初诊时间:2023 年 1 月 7 日。

主诉:寒湿疫感染后盗汗近 1 个月。

简要病史:2022 年 12 月初寒湿疫感染,约 2 周后出现疲乏无力,盗汗,自汗,失眠,心悸。

舌脉:舌质淡,苔薄,脉弱。

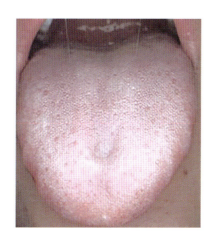

诊断:西医诊断为寒湿疫感染后盗汗;中医诊断为盗汗,辨证属心血不足证。

处方:炒白术 10 g,茯神 30 g,炙黄芪 20 g,龙眼肉 10 g,酸枣仁 15 g,党参 10 g,木香 10 g,炙甘草 10 g,当归 10 g,远志 10 g,煅龙骨 30 g(先煎),煅牡蛎 30 g(先煎),五味子 10 g,浮小麦 30 g。14 剂,每日 1 剂,水煎服。

服药 14 剂后,诸症状均缓解。

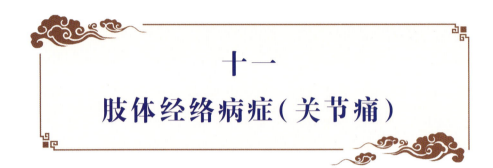

十一

肢体经络病症(关节痛)

1. 风寒夹湿证

临床表现:肢体关节、肌肉酸楚、重着、疼痛,肿胀散漫,关节活动不利,肌肤麻木不仁;舌质淡,舌苔白腻,脉濡缓。

治法:除湿通络,祛风散寒。

代表方:薏苡仁汤加减。

【典型病案】

钟××,男,51 岁。

初诊时间:2023 年 1 月 19 日。

主诉:寒湿疫感染后周身关节疼痛 2 周。

简要病史:2023 年 1 月初寒湿疫感染出现周身关节疼痛,至今 2 周不愈。周身关节疼痛,肌肉酸楚、重着,关节活动不利,大便黏滞不爽。

舌脉:舌质淡,舌苔白腻,脉濡缓。

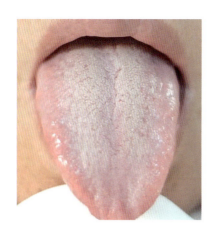

诊断:西医诊断为寒湿疫感染后关节痛;中医诊断为痹症,辨证属风寒夹湿证。

治法:除湿通络,祛风散寒。

处方:炒薏苡仁 30 g,炙麻黄 6 g,当归 15 g,川芎 10 g,生姜 15 g,桂枝 10 g,羌活 10 g,独活 10 g,防风 10 g,炒白术 10 g,浮小麦 30 g,煅牡蛎 30 g(先煎)。10 剂,每日 1 剂,水煎服。

服药 10 剂后,诸症状均缓解。

2. 气血不足证

临床表现:面色苍白,少气懒言,自汗疲乏,肌肉萎缩,腰腿酸软,头晕耳鸣。

治法:益肝肾,补气血,祛风除湿,蠲痹和络。

代表方:独活寄生汤加减。

【典型病案】

王××,男,63岁。

初诊时间:2023年2月18日。

主诉:寒湿疫感染后关节疼痛3周。

简要病史:2023年1月寒湿疫感染出现关节疼痛。现关节疼痛,腰膝酸软,屈伸不利,喜揉喜按,畏寒喜暖,头晕目眩,乏力,心悸气短。

舌脉:舌质淡,苔白,脉沉细尺弱。

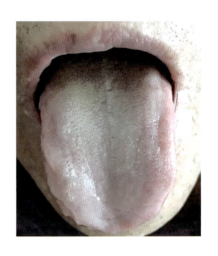

诊断:西医诊断为寒湿疫感染后关节痛;中医诊断为痹症,辨证属气血不足证。

治法:益肝肾,补气血,祛风除湿。

处方:独活30 g,桑寄生30 g,杜仲15 g,牛膝15 g,细辛3 g,秦艽15 g,茯苓15 g,肉桂15 g,防风15 g,川芎15 g,党参15 g,炙甘草6 g,当归15 g,白芍15 g,生地黄10 g。14剂,每日1剂,水煎服。

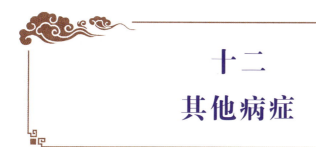

十二
其他病症

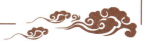

（一）皮疹

临床表现：出现皮肤异常症状，如反复出现荨麻疹或湿疹。

治法：祛风除邪，疗疮解毒。

代表方：十味败毒汤加连翘薏苡仁汤加减。

加减：风热湿毒，加金银花、土茯苓以解毒除湿；口渴，加石膏以清热止渴。

【典型病案】

朱××，女，45岁。

初诊时间：2023年3月20日。

主诉：寒湿疫感染后全身出风团，瘙痒2个月。

简要病史：2023年1月寒湿疫感染，不久出现全身风团，瘙痒，服西药可控制，停药则复发。夜间风团多发，面色黄暗，纳可，月经正常，大便可。

舌脉:舌边尖红,苔腻微黄稍厚,脉可。

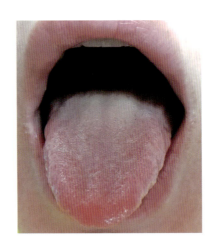

诊断:西医诊断为寒湿疫感染后荨麻疹;中医诊断为风团,辨证属风湿热蕴肤证。

治法:疏风除湿,清热止痒。

处方:浮萍10 g,蝉蜕10 g,防风15 g,苍术15 g,川朴9 g,益母草15 g,白鲜皮30 g,地肤子30 g,炒栀子12 g,通草9 g。7剂,每日1剂,水煎服。嘱患者勿饮酒及食辛辣等刺激性食物。

2023年3月27日二诊:瘙痒基本消失,风团亦极少出,面色黄晦不华,唇稍绀,舌偏淡,苔黄腻厚,脉同前。原方加生黄芪15 g,陈皮9 g,清半夏10 g,7剂,每日1剂,水煎服。

前方加减继服,药后风团止,连续服用至2023年5月13日,风团已近2个月未出,病愈停药。

（二）瘙痒

临床表现:邪在皮毛,搔如隔帛或瘾疹风疮。

治法:疏风养血。

代表方:秦艽地黄汤。

加减:瘙痒病变在上半身,加白附子、桑叶、杭白菊;在下半身,加炒杜仲、桑寄生、川牛膝;泛发全身,加浮萍、刺蒺藜、苦参、白鲜皮、地肤子;顽固瘙痒,加皂角刺、炙山甲、乌梢蛇、全蝎、苍耳子、威灵仙;瘙痒渗液,加僵蚕、茯苓皮、茵陈、赤小豆;瘙痒抓破,易致毒染,加焦栀子、黄柏、白花蛇舌草、蒲公英、野菊花;血热甚者,加地榆、紫草;风邪盛者,加防风、全蝎;皮肤肥厚,加姜黄、莪术、牡丹皮、丹参、阿胶;口渴便秘,加生大黄、知母;心悸失眠,加酸枣仁、柏子仁、夜交藤;神疲乏力,加刺五加、人参。

【典型病案】

马××,男,51 岁。

初诊时间:2023 年 3 月 12 日。

主诉:寒湿疫感染后皮肤瘙痒 2 个月,加重 1 周。

简要病史:2023 年 1 月初寒湿疫感染,出现周身皮肤瘙痒,多方求医,内服抗组胺药,外用糖皮质激素,症状时轻时重。1 周前,劳累并连续饮酒 3 d,使用上述药物无济于事,瘙痒难耐,即来诊。夜间痒甚,眠差,大便干。

既往史:既往有糖尿病病史10年,平素血糖控制尚可。

体格检查:形体适中,面色不华,全身皮肤干燥,精神欠佳,四肢及胸背部有抓痕血痂并有脱屑。

舌脉:舌质红,苔薄黄腻少津,脉沉细数。

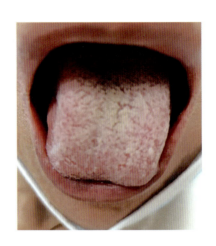

诊断:西医诊断为寒湿疫感染后皮肤瘙痒;中医诊断为风痒,辨证属血虚风燥兼湿热证。

治法:养血润燥,祛风止痒,清热除湿。

处方:秦艽10 g,生地黄15 g,当归15 g,赤芍15 g,土茯苓15 g,川芎10 g,白鲜皮10 g,荆芥10 g,防风10 g,酸枣仁10 g,苦参6 g,煅牡蛎(先煎)20 g,珍珠母(先煎)20 g,柴胡6 g,薄荷6 g,炒蒺藜6 g。7剂,每日1剂,水煎服。

嘱患者控制血糖,勿饮酒及食辛辣刺激性食物。

2023年3月26日二诊:服7剂后,皮疹较前减轻,瘙痒亦有缓解。上方继服7剂后,加生薏苡仁30 g,炒蒺藜改为15 g,然后继服7剂后,诸症状明显缓解。依此方法调理2个月余,皮疹消失。